"十三五"职业教育国家规划教材

中等职业教育改革创新示范教材

全国医药中等职业教育药学类"十四五"规划教材（第三轮）

供药学类、中药学类专业使用

# 中药化学基础 （第3版）

主　编　赵　磊
副主编　周　云
编　者　（以姓氏笔画为序）
　　　　王　琼（湛江中医学校）
　　　　杨　柳（辽宁医药化工职业技术学院）
　　　　张馨方（天津生物工程职业技术学院）
　　　　周　云（山东药品食品职业学院）
　　　　赵　磊（四川省食品药品学校）
　　　　聂仁宇（潍坊弘景中医药学校）
　　　　谢妍龙（江西省医药学校）
　　　　谭　睿（四川省食品药品学校）

U0206164

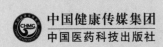
中国健康传媒集团
中国医药科技出版社

# 内容提要

本教材为全国医药中等职业教育药学类"十四五"规划教材（第三轮）之一，系根据中药化学基础课程基本要求和课程特点编写而成，内容涵盖中药主要类型化学成分的结构与分类、理化性质、提取、分离和检识等重点知识。本书删繁取简，采用了大量直观的图示代替抽象的文字表达，并配有图表归纳，具有主干明晰、重点突出、图文并茂的特点，增强了教材的可读性。内容设置也与产业对接、与未来的职业资格对接，有利于培养实用型人才。本教材为书网融合教材，即纸质教材有机融合电子教材、教学配套资源（PPT、微课、视频等）、题库系统、数字化教学服务（在线教学、在线考试、在线作业），使教材内容更加立体、生动、形象，便教易学。

本教材主要供全国医药中等职业学校药学类、中药学类专业师生使用，亦可作为医药卫生行业从业人员继续教育和培训的参考用书。

## 图书在版编目（CIP）数据

中药化学基础/赵磊主编. —3 版. —北京：中国医药科技出版社，2020. 12
（2024. 7 重印）

全国医药中等职业教育药学类"十四五"规划教材. 第三轮

ISBN 978 – 7 – 5214 – 2125 – 5

Ⅰ. ①中… Ⅱ. ①赵… Ⅲ. ①中药化学 – 中等专业学校 – 教材 Ⅳ. ①R284

中国版本图书馆 CIP 数据核字（2020）第 235962 号

**美术编辑** 陈君杞
**版式设计** 友全图文

出版 **中国健康传媒集团** | 中国医药科技出版社
地址 北京市海淀区文慧园北路甲 22 号
邮编 100082
电话 发行：010 – 62227427 邮购：010 – 62236938
网址 www. cmstp. com
规格 787mm×1092mm $^1/_{16}$
印张 14 $^1/_2$
字数 306 千字
初版 2011 年 5 月第 1 版
版次 2020 年 12 月第 3 版
印次 2024 年 7 月第 5 次印刷
印刷 三河市万龙印装有限公司
经销 全国各地新华书店
书号 ISBN 978 – 7 – 5214 – 2125 – 5
定价 42. 00 元

获取新书信息、投稿、为图书纠错，请扫码联系我们。

2011 年，中国医药科技出版社根据教育部《中等职业教育改革创新行动计划（2010—2012 年）》精神，组织编写出版了"全国医药中等职业教育药学类专业规划教材"；2016 年，根据教育部 2014 年颁发的《中等职业学校专业教学标准（试行）》等文件精神，修订出版了第二轮规划教材"全国医药中等职业教育药学类'十三五'规划教材"，受到广大医药卫生类中等职业院校师生的欢迎。为了进一步提升教材质量，紧跟职教改革形势，根据教育部颁发的《国家职业教育改革实施方案》（国发〔2019〕4 号）、《中等职业学校专业教学标准（试行）》（教职成厅函〔2014〕48 号）精神，中国医药科技出版社有限公司经过广泛征求各有关院校及专家的意见，于 2020 年 3 月正式启动了第三轮教材的编写工作。

党的二十大报告指出，要办好人民满意的教育，全面贯彻党的教育方针，落实立德树人根本任务，培养德智体美劳全面发展的社会主义建设者和接班人。教材是教学的载体，高质量教材在传播知识和技能的同时，对于践行社会主义核心价值观，深化爱国主义、集体主义、社会主义教育，着力培养担当民族复兴大任的时代新人发挥巨大作用。在教育部、国家药品监督管理局的领导和指导下，在本套教材建设指导委员会专家的指导和顶层设计下，中国医药科技出版社有限公司组织全国 60 余所院校 300 余名教学经验丰富的专家、教师精心编撰了"全国医药中等职业教育药学类'十四五'规划教材（第三轮）"，该套教材付梓出版。

本套教材共计 42 种，全部配套"医药大学堂"在线学习平台。主要供全国医药卫生中等职业院校药学类专业教学使用，也可供医药卫生行业从业人员继续教育和培训使用。

本套教材定位清晰，特点鲜明，主要体现如下几个方面。

**1. 立足教改，适应发展**

为了适应职业教育教学改革需要，教材注重以真实生产项目、典型工作任务为载体组织教学单元。遵循职业教育规律和技术技能型人才成长规律，体现中职药学人才培养的特点，着力提高药学类专业学生的实践操作能力。以学生的全面素质培养和产业对人才的要求为教学目标，按职业教育"需求驱动"型课程建构的过程，进行任务分析。坚持理论知识"必需、够用"为度。强调教材的针对性、实用性、条理性和先进性，既注重对学生基本技能的培养，又适当拓展知识面，实现职业教育与终身学习的对接，为学生后续发展奠定必要的基础。

### 2. 强化技能，对接岗位

教材要体现中等职业教育的属性，使学生掌握一定的技能以适应岗位的需要，具有一定的理论知识基础和可持续发展的能力。理论知识把握有度，既要给学生学习和掌握技能奠定必要的、足够的理论基础，也不要过分强调理论知识的系统性和完整性；注重技能结合理论知识，建设理论－实践一体化教材。

### 3. 优化模块，易教易学

设计生动、活泼的教学模块，在保持教材主体框架的基础上，通过模块设计增加教材的信息量和可读性、趣味性。例如通过引入实际案例以及岗位情景模拟，使教材内容更贴近岗位，让学生了解实际岗位的知识与技能要求，做到学以致用；"请你想一想"模块，便于师生教学的互动；"你知道吗"模块适当介绍新技术、新设备以及科技发展新趋势、行业职业资格考试与现代职业发展相关知识，为学生后续发展奠定必要的基础。

### 4. 产教融合，优化团队

现代职业教育倡导职业性、实践性和开放性，职业教育必须校企合作、工学结合、学作融合。专业技能课教材，鼓励吸纳1~2位具有丰富实践经验的企业人员参与编写，确保工作岗位上的先进技术和实际应用融入教材内容，更加体现职业教育的职业性、实践性和开放性。

### 5. 多媒融合，数字增值

为适应现代化教学模式需要，本套教材搭载"医药大学堂"在线学习平台，配套以纸质教材为基础的多样化数字教学资源（如课程PPT、习题库、微课等），使教材内容更加生动化、形象化、立体化。此外，平台尚有数据分析、教学诊断等功能，可为教学研究与管理提供技术和数据支撑。

编写出版本套高质量教材，得到了全国各相关院校领导与编者的大力支持，在此一并表示衷心感谢。出版发行本套教材，希望得到广大师生的欢迎，并在教学中积极使用和提出宝贵意见，以便修订完善，共同打造精品教材，为促进我国中等职业教育医药类专业教学改革和人才培养作出积极贡献。

# 数字化教材编委会

主　编　赵　磊

副主编　周　云

编　者　(以姓氏笔画为序)

　　　　王　琼 (湛江中医学校)

　　　　杨　柳 (辽宁医药化工职业技术学院)

　　　　张馨方 (天津生物工程职业技术学院)

　　　　周　云 (山东药品食品职业学院)

　　　　赵　磊 (四川省食品药品学校)

　　　　聂仁宇 (潍坊弘景中医药学校)

　　　　谢妍龙 (江西省医药学校)

　　　　谭　睿 (四川省食品药品学校)

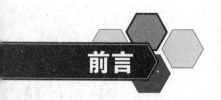

## 前言

中药化学是中药学类专业重要的专业核心课程，本教材结合中等职业教育教学标准要求，适应中职生认知特点编写而成。

本教材在上一版基础上，立足于中职教育特点，以必需、实用、够用为度设置教材内容，同时与产业对接、与未来的职业资格对接，有利于培养实用型人才。通过本课程的学习，学生能够掌握常见类型中药化学成分的提取、分离和检识的基本技能，熟练地完成中药提取岗位和质量检验岗位所承担的一些具体工作，并具备与之相关的中药化学成分结构和理化性质等方面的基本理论知识，以及一些常见中药品种在药品质量检验岗位、流通岗位和使用中有关其所含化学成分方面的相关知识。

同时书中还增加了中药现代化生产所必需的新知识和新技术，以便更好地适应岗位需要，为职业生涯发展、终身学习和继续教育服务。

参与本教材编写的有：四川省食品药品学校赵磊（第一、九章）、山东药品食品职业学院周云（第四、六章）、潍坊弘景中医药学校聂仁宇（第二、三章）、天津生物工程职业技术学院张馨方（第五章）、辽宁医药化工职业技术学院杨柳（第七章）、湛江中医学校王琼（第八章）、江西省医药学校谢妍龙（第十、十一章）、四川省食品药品学校谭睿（第十二章）。

书中难免有不足甚至错漏之处，敬请读者和同行在使用过程中批评指正。

编 者
2020 年 10 月

# 目录

● 掌握中药化学的含义和
研究内容；常见中药成
分的溶解性能。

● 1. 掌握溶剂提取法的基
本知识。

● 2. 熟悉水蒸气蒸馏法提
取挥发油。

● 1. 掌握萃取法、结晶
法、色谱法的基本原
理和基本知识。

● 2. 熟悉沉淀法的原理及
一般使用范围。

1. 掌握苷的结构通式和溶解性。
2. 熟悉苷的结构分类、水解性、检识反应及提取分离。

1. 掌握黄酮类成分的结构特点、与提取分离密切相关的理化性质及重要提取分离方法的原理。
2. 熟悉黄酮类成分的结构类型、性质和检识方法。

1. 掌握蒽醌类成分的结构特点、与提取分离密切相关的理化性质和重要提取分离方法。

● 2. 熟悉醌类成分的结构类型、性质和检识方法。

● 1. 掌握生物碱类成分的理化性质及其重要提取分离方法。

● 2. 熟悉生物碱类成分的结构类型及其检识方法。

1. 掌握香豆素类成分和木脂素类成分的结构特点、提取和分离方法的原理。

2. 熟悉香豆素类成分和木脂素类成分的结构类型、性质和检识方法。

1. 掌握挥发油的理化性质和重要提取分离方法的原理。

2. 熟悉挥发油的组成和检识；萜的结构分类和理化性质；重点药材的提取分离原理和方法。

● 1. 掌握与皂苷类成分提取与分离有关的理化性质和重要提取分离方法的原理。

● 2. 熟悉皂苷类成分的结构类型、结构特点、性质和检识方法；重点药材的提取分离原理和方法。

● 1. 掌握强心苷类成分的结构特点以及与提取分离有关的理化性质和重要提取分离方法的原理。

## 第十二章　其他类型成分　200

2. 熟悉强心苷类成分的结构类型、性质和检识方法；重点药材的提取分离原理和方法。

1. 掌握鞣质的理化性质及除去鞣质的主要方法。

2. 熟悉多糖、鞣质、有机酸、氨基酸、蛋白质和酶等成分的结构特点、性质和提取分离方法。

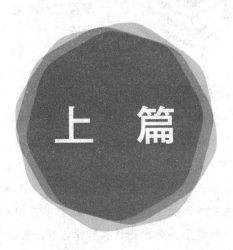

# 上 篇

# 基础篇——提取
# 分离基础技术

# 第一章 走进中药化学

**学习目标**

**知识要求**

**掌握** 中药化学的含义和研究内容；常见中药成分的溶解性能。

## 实例分析

**实例** 通过对中药进行有效成分的研究，不仅可以阐明中药产生功效究竟为何物的核心问题，也为探索中药防治疾病的原理提供了物质基础。如麻黄具有发汗散寒、宣肺平喘、利水消肿的功效。现代研究证明，麻黄中的挥发油成分 α-松油醇能减低小鼠体温，是其发汗散寒的有效成分；麻黄碱和去甲基麻黄碱是其平喘的有效成分，前者能收缩血管、兴奋中枢，后者亦有松弛支气管平滑肌的作用；伪麻黄碱具有升压、利尿的作用，是麻黄利水消肿的有效成分。

**讨论** 1. 中药能够治病救人的核心问题是什么？

2. 中药化学研究的意义是什么？

几千年来，中药一直是我国人民防病治病的重要武器。人们在长期与疾病作斗争的过程中，通过以身试药、日积月累，发掘出了很多能够防病治病的中药，并积累了丰富的用药经验。我国的中药资源十分丰富，实践证明，从中药中寻找有效成分，并将其研制开发为新药，不仅是研制新药的一条事半功倍的途径，其成攻率也比从一般的天然产物开始高得多。目前一些常用药物如：麻黄碱（平喘）、咖啡因（兴奋条件反射）、阿托品（解痉）、可待因（镇咳）、吗啡（镇痛）等沿用至今，而且在今后相当一个时期内仍不可暂缺的药物，它们都是从民间植物药中发掘出来的。其中有一个全世界非常著名的有效成分，即青蒿素，它作为抗虐特效药，是我国科技工作者经过了非常艰难的历程从中草药中提纯出来的，它的诞生挽救了无数人的生命。

在 20 个世纪中叶爆发的越南战争（1955~1975 年）中，因为越南丛林茂密，瘴气弥漫，加上行军艰苦，战斗激烈，包括中国在内的多国参战战士们纷纷感染疟疾，其中恶性疟疾导致了死亡率快速上升。但是当时抗疟特效药氯喹已经产生抗药性，医护人员对战斗人员大量减员一筹莫展。中国领导人对此十分关注，为了寻找能够替代氯喹治疗疟疾的新药，于 1967 年 5 月 23 日在毛泽东主席的指示下，党和政府专门组织成立了"5.23"办公室，由国内多家中医药研究机构承担了这项当时较为秘密和重大的科研工作。科研人员把中医药老祖宗几千年留下来的医药典籍翻了个底朝天，检验了无数的中草药治疗疟疾的成方、单方、验方、秘方，花了大量的人力物力，终于从中国南北方都很常见的青蒿（民间又称作臭蒿和苦蒿）中发掘出了抗疟有效成分。但在研究期间却经历了波折，因为研究实验曾显示青蒿的抗疟效果并非最好，甚至抗疟效果一度只有12%，科研组长屠呦呦通过对古代文献耐心细致地翻阅研究，终于发现，原来在古代多部中医药著作中记载的治疗疟疾效果显著的青蒿，之所以在科研实验中显示抗疟效果不好，是因为实验提取方法不同。古人用的是青蒿鲜汁，而他们的研究实验很可能由于温度高而破坏了青蒿的有效成分。于是科研人员立即改进实验方法，在60℃以下提取，得到的青蒿提取物对疟原虫的抑制率终于达到了100%。后来，对于疟原虫有着良好抑制作用的青蒿提取物结晶就被命名为"青蒿素"，并且很快通过临床验证。

青蒿素的发现对全世界而言是一个非常重大的发明，中国作为一个历史悠久的泱泱大国，我们用中医药宝库里的丰富知识和实践，为人类健康和保健事业做出了不朽的贡献，屠呦呦也因此获得2015年诺贝尔生理学或医学奖，这是中国医学界迄今为止获得的最高奖项。青蒿素作为第一个也是最重要的、最知名的基于古代中草药知识提纯的现代药物，其发现历程是很有借鉴意义的。目前，以青蒿素为基础的复方药物已经成为疟疾的标准治疗药物，世界卫生组织将青蒿素和相关药剂列入其基本药品目录。

以青蒿素的发现为起点，中药的疗效已被全世界越来越多的人所承认，中药的提纯产物也在世界各大药厂和研究机构中成为研究热点，中药化学也因此面临着前所未有的机遇，有着非常广阔的发展前景。

## 第一节　中药化学的含义和研究内容

PPT

中药化学是一门结合中医药基本理论和临床用药经验，运用现代化学理论和方法及其他现代科学理论和技术研究中药中化学成分的学科。中药中的化学成分包括有效成分和无效成分。

有效成分具有生理活性和防病治病作用的单体化学成分。

有效部位具有生理活性和防病治病作用的尚未提纯为单体的混合物。常为含有一种主要有效成分或一组结构相近的有效成分的提取分离部位。

有效成分和无效成分的划分不是绝对的，某些曾经一度被视为无效的成分。随着科技的进步，后来也发现它们在某些中药中具有显著的生物活性和医疗价值而成为有效成分。比如糖类、氨基酸、蛋白质、无机盐等，这些成分往往是维持植物生长所必需的物质，是中药中共有的一般性成分，虽然也是人们需要作为营养物质摄入的，但曾经认为其与防治疾病没有很大关系而视其为无效成分，随着研究的深入，后来却发现其在一些中药中具有抗肿瘤、抗病毒、抗氧化、抗衰老、抗炎、降低血糖和提高免疫力等方面的重要生物活性而被广泛研究和应用于保健品、食品和药品，如人参多糖、茯苓多糖、黄芪多糖、香菇多糖等。又如天花粉中的天花粉蛋白有引产、抗癌作用，南瓜子、使君子中的氨基酸如南瓜子氨酸、使君子氨酸有驱虫作用。再如鞣质广泛普遍存在于植物体内，通常对治疗疾病不起主导作用，视为无效成分，但在中药地榆、五倍子中，鞣质含量较高，能发挥收敛、止血和抗菌消炎的作用而成为有效成分。

中药化学的研究内容，主要包括中药中有效成分的结构、理化性质、提取、分离和检识以及结构鉴定，广义上说还包括成分的生源途径、乃至结构改造、人工合成等内容。就本教材而言，主要涉及中药有效成分的结构、性质、提取、分离和检识等五个方面。

## 第二节　中药中常见的各类化学成分及基本溶解性能

PPT

中药中的成分可按溶解性不同分为两大类（亲水性成分、亲脂性成分）或三大类（水溶性成分、醇溶性成分、脂溶性成分）。

亲水性成分（水溶性成分）
- 蛋白质、无机盐
- 多糖（中药中的多糖主要有淀粉、菊糖、树胶、果胶、黏液质等）｝非醇溶性成分
- 单糖（无水乙醇　－）
- 氨基酸（水、稀醇　＋）
- 鞣质（乙酸乙酯　＋）
- 生物碱盐、苷、水溶性色素（如花色素）
- 水溶性有机酸（低级脂肪酸）

亲脂性成分（脂溶性成分）
- 生物碱、苷元
- 脂溶性有机酸（高级脂肪酸、芳香族有机酸）
- 树脂（油树脂、胶树脂、香树脂）
- 挥发油、油脂、蜡
- 脂溶性色素（如叶绿素、叶黄素、胡萝卜素）

｝醇溶性成分

注：－ 表示不溶，＋ 表示溶

一般情况下，亲水性成分（也称水溶性成分）溶于水，也溶于醇（除少数外），而不溶于亲脂性有机溶剂如石油醚、苯、三氯甲烷、乙醚等；亲脂性成分（也称脂溶性成分）不溶于水，而溶于有机溶剂。醇溶性成分（能溶于乙醇的成分）则包括了大部分亲水性成分和绝大部分亲脂性成分。

## 目标检测

### 一、单项选择题

1. 不属于亲水性成分的是（　　）
   A. 蛋白质　　　B. 黏液质　　　C. 树脂　　　D. 淀粉

2. 可溶于水的成分是（　　）
   A. 树脂　　　B. 挥发油　　　C. 油脂　　　D. 鞣质

3. 下列常为有效成分的是（　　）
   A. 树脂　　　B. 叶绿素　　　C. 生物碱　　　D. 鞣质

4. 下列溶剂溶解范围最广的是（　　）

    A. 水　　　　　　B. 乙醚　　　　　C. 乙酸乙酯　　　D. 乙醇

## 二、多项选择题

1. 下列属于亲水性成分的是（　　）

    A. 苷　　　　　　　　B. 生物碱　　　　　　　C. 糖

    D. 无机盐　　　　　　E. 鞣质

2. 下列属于亲脂性成分的是（　　）

    A. 苷元　　　　　　　B. 生物碱盐　　　　　　C. 树胶

    D. 挥发油　　　　　　E. 树脂

3. 下列能溶于乙醇的成分有（　　）

    A. 蛋白质　　　　　　B. 生物碱　　　　　　　C. 苷

    D. 黏液质　　　　　　E. 树脂

4. 中药中的多糖有（　　）

    A. 黏液质　　　　　　B. 树胶　　　　　　　　C. 蔗糖

    D. 淀粉　　　　　　　E. 树脂

## 三、思考题

1. 中药中的化学成分按溶解性不同分为哪几类？各类分别包含哪些成分？

2. 中药化学研究的主要内容是什么？

（赵　磊）

书网融合……

 划重点

 自测题

# 第二章 中药化学成分的提取技术

**学习目标**

**知识要求**

1. **掌握** 溶剂提取法的基本知识。
2. **熟悉** 水蒸气蒸馏法提取挥发油。
3. **了解** 其他提取方法。

**能力要求**

1. 能熟练应用溶剂提取法的五种操作技术、提取液的浓缩技术。
2. 学会水蒸气蒸馏提取技术。
3. 了解其他提取技术。

## 实例分析

**实例** 槐米为豆科植物槐的干燥花蕾，主要有效成分为芸香苷，又称芦丁，能保持和恢复毛细血管的正常弹性。临床上常作为治疗高血压的辅助药和毛细血管脆性导致出血的止血药。芦丁的提取方法可采用槐米粗粉加沸蒸馏水，加热煮沸30分钟，趁热过滤，药渣再加水重复提取一次，合并两次提取液，放置过夜，抽滤，沉淀即为芦丁粗品。

**讨论** 1. 从槐米中得到芦丁采用的是哪种提取方法？
2. 为什么芦丁的提取要用沸水？
3. 芦丁提取还能用哪些提取方法？

## 第一节 中药化学成分的经典提取技术——溶剂提取法

PPT

### 一、原理

根据被提取成分的溶解性能，依据"相似相溶"的经验规律，选择与化合物极性相当的溶剂（尽可能对有效成分溶解度大，对无效成分溶解度小），将有效成分最大限度地从药材组织中溶解出来。溶剂提取法是应用最广的经典提取法。

当溶剂与药材原料接触时，溶剂会穿透植物细胞壁进入细胞内，将细胞内的可溶性成分溶解，于是在细胞内外产生了浓度差。浓度差是扩散的动力，其能促使中药成分从高浓度的细胞内向低浓度的细胞外扩散，有效成分便被溶剂浸提出来。随着扩散的进行，细胞内外浓度差越来越小，扩散力量越来越弱，直至浓度差消失，扩散停止，溶解达到动态平衡，此时药材细胞内的成分不再继续向外扩散溶出，只有通过更换新鲜溶剂造成新的浓度差，产生新的扩散动力，才可使有效成分继续溶解出来。

## 二、溶剂的种类

溶剂提取法的关键是选择适当的溶剂。选择溶剂时要注意：①溶剂对有效成分溶解度大，对杂质溶解度小；②溶剂不与有效成分发生化学反应；③溶剂要经济、易得、使用安全、易于回收等。

溶剂按极性不同可分为三大类，即水、亲水性有机溶剂、亲脂性有机溶剂。常见溶剂的极性强弱顺序及其与水的相溶情况如下。

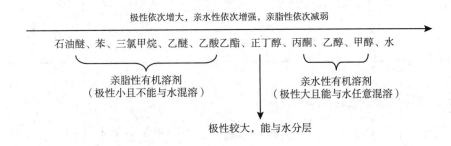

### （一）水

水是强极性溶剂，能提取出中药中的亲水性成分如糖类、氨基酸、蛋白质、无机盐、鞣质、生物碱盐及多数苷类等。但糖类中的多糖因分子太大，难溶于冷水，能溶于热水和沸水形成极黏稠的胶状溶液，故富含多糖类的中药不宜用煎煮法提取，否则药液因黏稠度过大会造成过滤困难。

### （二）亲水性有机溶剂

这是一类极性较大且能与水任意混溶，并能和大多数亲脂性有机溶剂混合的有机溶剂，如甲醇、乙醇、丙酮等，以乙醇最常用，能提取出中药中的醇溶性成分，即大部分亲水性成分（除蛋白质、多糖、无机盐等）和绝大部分亲脂性成分。

### （三）亲脂性有机溶剂

这是一类极性小且不能与水混溶的有机溶剂，如石油醚、苯、三氯甲烷、乙醚、乙酸乙酯等，能提取出中药中的亲脂性成分如挥发油、油脂、树脂、叶绿素、生物碱、苷元等。

三大类溶剂的主要特点见表 2－1。

需要注意的是，亲水性有机溶剂中的甲醇因毒性大、丙酮因挥发度大且价格贵、亲脂性有机溶剂也因其诸多缺点均少用于提取，而常用于分离精制中。故常用的提取溶剂主要是水和乙醇。另外，乙酸乙酯除了具有弱亲脂性，还有一定程度的亲水性，其和正丁醇都是既有一定亲水性又能与水分层的有机溶剂，均常用于从中药的水提取液中萃取出亲水性有效成分。

表 2 -1　三大类溶剂的特点

| 溶剂 | 优点 | 缺点 |
|---|---|---|
| 水 | ①对植物细胞壁穿透力强，安全、经济<br>②药厂浸提最常用 | ①水提液易发霉变质，不易保存<br>②提取液中水溶性杂质多<br>③易酶解苷类成分 |
| 亲水性<br>有机溶剂 | ①对植物细胞壁穿透力强<br>②溶解范围广，提取较全面<br>③提取出的蛋白质、多糖等水溶性杂质少<br>④价廉毒小，回收方便<br>⑤有防腐和保护成分的作用 | 易燃、易挥发、比水贵 |
| 亲脂性<br>有机溶剂 | ①选择性溶解能力强（提出的亲脂性成分较纯，不能或不易提出亲水性杂质）<br>②沸点低，浓缩回收方便 | ①对药材细胞壁穿透力弱（故需长时间反复提取）<br>②多易燃（除 $CHCl_3$）<br>③挥发性大、有毒、价格贵、对提取设备要求高 |

### 三、溶解性的经验规律

中药中的成分有亲水性、亲脂性的不同，提取溶剂也有亲水性和亲脂性的不同。什么样的成分能溶于什么样的溶剂中，需遵循"相似相溶"的原理。

通常，亲水性成分易溶于亲水性有机溶剂和水中，亲脂性成分易溶于有机溶剂中。即当化学成分和溶剂的亲水性、亲脂性或极性程度相当时，相互间有较大的溶解度，即所谓"相似相溶"的经验规律。亲水性成分和亲脂性成分的一般溶解通性见表 2 - 2。

表 2 -2　亲水性成分和亲脂性成分的一般溶解通性

| | 水 | 亲水性有机溶剂（乙醇） | 亲脂性有机溶剂 |
|---|---|---|---|
| 亲水性成分 | + | +（除蛋白质、多糖、无机盐等） | - |
| 亲脂性成分 | - | + | + |

注： - 表示不溶， + 表示溶。

### 四、溶剂提取法的常用提取工艺

用溶剂提取中药成分，常用浸渍法、渗漉法、煎煮法、回流提取法及连续回流提取法五种操作工艺，见图 2 - 1。其中渗漉法的实验室装置见图 2 - 2，回流提取法的实验室装置见图 2 - 3，连续回流提取法的实验室装置见图 2 - 4。　e 微课

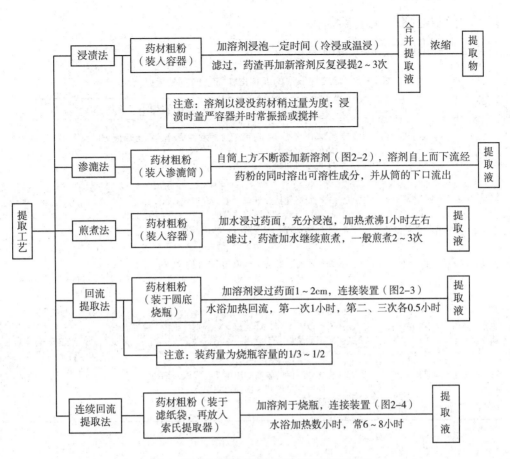

图 2 - 1　溶剂提取法的五种常用提取工艺

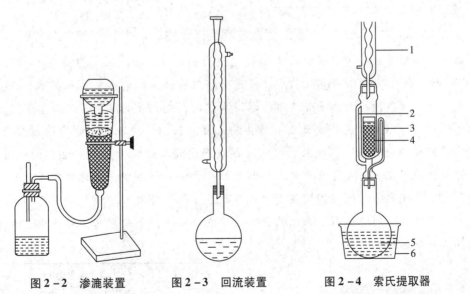

图 2 - 2　渗漉装置　　图 2 - 3　回流装置　　图 2 - 4　索氏提取器

1. 冷凝管；2. 溶剂蒸气上升管；

3. 虹吸管；4. 药粉；5. 溶剂；6. 水浴

## （一）常用提取工艺主要特点

以上五种操作工艺的主要特点比较见表2-3。

表2-3　溶剂提取法的五种操作工艺的主要特点比较

| 方法 | 溶剂 | 特点（含适用范围） | |
|------|------|--------------------|---|
| 浸渍法 | 水或有机溶剂 | 优点：①操作简便；②适用于含挥发性成分、不耐热成分以及含多糖、黏性物质的药材提取 | |
| | | 缺点：①提取时间长、提取效率低；②水浸液还易发霉变质 | |
| 渗漉法 | 多用醇（提取生物碱可用酸水） | 优点：①能始终保持良好浓度差，提取效率高<br>②适用于遇热不稳定成分的提取 | |
| | | 缺点：溶剂耗量大、操作费时，操作较繁 | |
| 煎煮法 | 水 | 优点：简便易行、经济、提取效率较浸渍法高 | |
| | | 缺点：①杂质多；②不适于遇热不稳定成分、挥发性成分及富含多糖类的中药提取；③水煎液还易发霉变质 | |
| 回流提取法 | 有机溶剂 | 优点：①提取效率高；②能避免溶剂挥发损失 | |
| | | 缺点：①不耐热成分不宜用；②溶剂耗量大；③需反复提取、操作较繁琐 | |
| 连续回流提取法 | 有机溶剂 | 优点：①能始终保持较高的浓度差，提取效率高<br>②仅用少量溶剂一次便可提取完全 | |
| | | 缺点：遇热不稳定成分不宜用 | |

## 你知道吗

### 索氏提取器的工作原理

索氏提取器是连续回流提取法在实验室使用的装置，由冷凝管（上部）、提取器（中部）和烧瓶（下部）三部分构成。使用时将装有药粉的滤纸袋放入提取器内，药粉在袋内的高度不得超过虹吸管顶端。水浴加热时，气化了的溶剂蒸汽沿着蒸汽上升管进入上部的冷凝管，遇冷凝结成液体，滴入提取器内，提取器内的液面因此升高，并逐渐将药粉浸泡起来。当提取器内的溶剂液面达到与虹吸管最高点相同的位置时，即发生虹吸作现象，提取器内的溶液全部经虹吸管流入烧瓶中，此时便完成了第一次浸渍提取。烧瓶内的溶剂可因继续受热而气化、上升、冷凝、下滴、浸泡药粉，又因虹吸作用再次流回到烧瓶内，溶出的成分则留在烧瓶中，如此反复循环多次，直至药材中的成分提尽为止。

## （二）渗漉法注意事项

**1. 润湿**　药粉加溶剂（1∶1）搅拌均匀，密闭放置规定时间，使药粉充分膨胀后再装筒。

**2. 装筒** 在渗漉筒的底部装好假底，将润湿膨胀后的药材少量分次装入，注意层层压平，松紧适度。装药量一般不超过筒容积的 2/3，上方留一定的空间待加溶剂用。

**3. 排气** 装筒完毕，打开下口，自上口缓缓加入溶剂，待溶剂自上而下流经药粉并从下口流出，不再有气泡时，关闭下口。目的是排尽药材中的空气，以免造成浸提不完全。

**4. 浸渍** 继续添加溶剂淹没药材表面数厘米，加盖放置 1 ~ 2 天，使溶剂充分渗透、扩散。

**5. 渗漉** 浸渍后打开下口，调整渗漉速度（简称漉速），收集渗漉液，同时注意从上口随时添加溶剂。渗漉速度分为快渗和慢渗两种，快渗为每千克药材流速 3 ~ 5ml/min，慢渗为每千克药材流速 1 ~ 3ml/min。若漉速太快，有效成分来不及扩散、渗出，浸出液浓度低；漉速太慢则影响设备利用率和产量。渗漉自始至终，始终应保持溶剂高于药面。

## 五、提取液的浓缩

药材经溶剂提取得到的提取液一般体积较大，所含成分浓度较低，所以需要对提取液进行浓缩，以利于进一步分离精制。提取液的浓缩主要通过蒸发或蒸馏来完成，见图 2 - 5 及图 2 - 6。

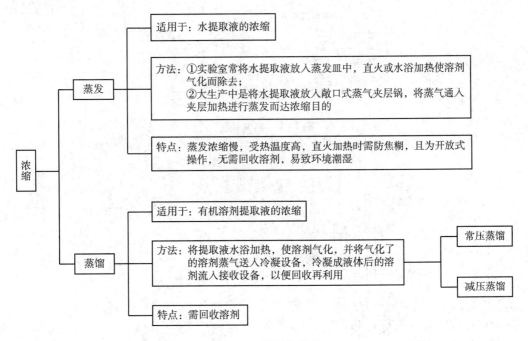

图 2 - 5 蒸发与蒸馏

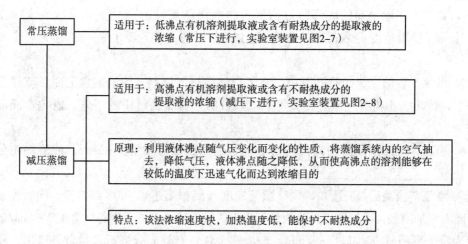

图 2-6  常压蒸馏与减压蒸馏

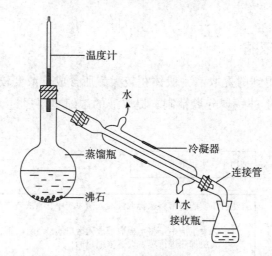

图 2-7  蒸馏装置

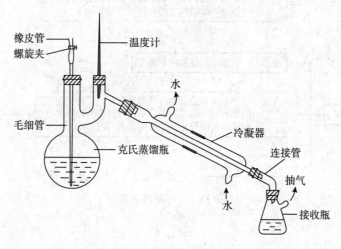

图 2-8  减压蒸馏装置

PPT

## 第二节　中药化学成分的其他提取技术

中药化学成分的其他提取技术见图 2-9，其中超临界流体萃取法、超声提取法和微波提取法为现代提取法，提取效率优于传统提取法，目前主要用于科研机构、实验室小量提取。工业大生产中常用溶剂提取法和水蒸气蒸馏法。水蒸气蒸馏法的实验室装置见图 2-10。

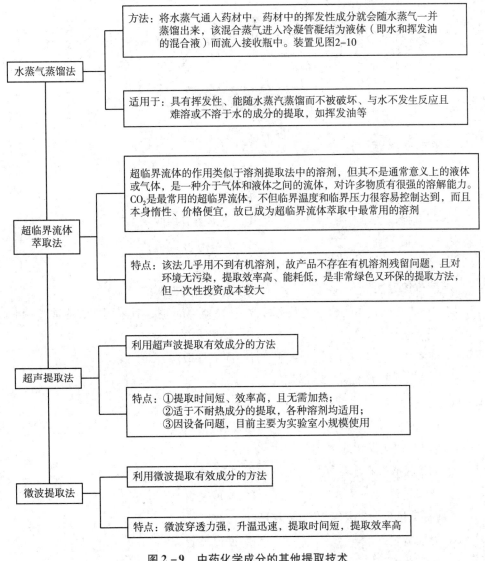

**水蒸气蒸馏法**

方法：将水蒸气通入药材中，药材中的挥发性成分就会随水蒸气一并蒸馏出来，该混合蒸气进入冷凝管凝结为液体（即水和挥发油的混合液）而流入接收瓶中。装置见图2-10

适用于：具有挥发性、能随水蒸汽蒸馏而不被破坏、与水不发生反应且难溶或不溶于水的成分的提取，如挥发油等

**超临界流体萃取法**

超临界流体的作用类似于溶剂提取法中的溶剂，但其不是通常意义上的液体或气体，是一种介于气体和液体之间的流体，对许多物质有很强的溶解能力。$CO_2$是最常用的超临界流体，不但临界温度和临界压力很容易控制达到，而且本身惰性、价格便宜，故已成为超临界流体萃取中最常用的溶剂

特点：该法几乎用不到有机溶剂，故产品不存在有机溶剂残留问题，且对环境无污染，提取效率高、能耗低，是非常绿色又环保的提取方法，但一次性投资成本较大

**超声提取法**

利用超声波提取有效成分的方法

特点：①提取时间短、效率高，且无需加热；②适于不耐热成分的提取，各种溶剂均适用；③因设备问题，目前主要为实验室小规模使用

**微波提取法**

利用微波提取有效成分的方法

特点：微波穿透力强，升温迅速，提取时间短，提取效率高

图 2-9　中药化学成分的其他提取技术

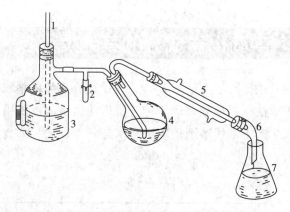

图 2 - 10　实验室水蒸气蒸馏装置

1. 玻璃管；2. 螺旋夹；3. 水蒸气发生器；4. 蒸馏瓶；5. 冷凝管；6. 连接管；7. 接收瓶

## 目标检测

### 一、单项选择题

1. 提取效率高，又不破坏成分的提取方法是（　　）
   A. 浸渍法　　　　　　　　　　B. 渗漉法
   C. 回流提取法　　　　　　　　D. 连续回流提取法

2. 最省溶剂的是（　　）
   A. 煎煮法　　　　　　　　　　B. 渗漉法
   C. 回流提取法　　　　　　　　D. 连续回流提取法

3. 提取遇热易被破坏的成分以及药材含多量黏性物质时，宜采用的方法是（　　）
   A. 浸渍法　　　　　　　　　　B. 渗漉法
   C. 煎煮法　　　　　　　　　　D. 回流提取法

4. 以乙醇作提取溶剂时，不能用（　　）
   A. 浸渍法　　　　　　　　　　B. 渗漉法
   C. 煎煮法　　　　　　　　　　D. 回流提取法

5. 有机溶剂加热提取应采用（　　）
   A. 回流装置　　　　　　　　　B. 蒸馏装置
   C. 分馏装置　　　　　　　　　D. 萃取装置

6. 乙醇提取液回收乙醇采用的装置是（　　）
   A. 分馏装置　　　　　　　　　B. 回流装置
   C. 蒸馏装置　　　　　　　　　D. 索氏提取器

7. 乙醇提取液的浓缩用（　　）
   A. 回流法　　　B. 蒸馏法　　　C. 连续回流法　　D. 蒸发法

8. 极性最大的溶剂是（　　）
　　A. 乙酸乙酯　　　B. 苯　　　　　　C. 乙醚　　　　　　D. 三氯甲烷

9. 连续回流提取法与回流提取法比较，其优越性是（　　）
　　A. 节省时间且效率高　　　　　　B. 节省溶剂且效率高
　　C. 受热时间短　　　　　　　　　D. 提取量较大

10. 当化学成分与溶剂的（　　）相当时，二者间有较大的溶解度
　　A. 酸性　　　　　　B. 碱性　　　　　C. 极性　　　　　D. 稳定性

11. 淀粉含量多的药材提取时不宜用（　　）
　　A. 浸渍法　　　　B. 渗漉法　　　　　C. 煎煮法　　　　D. 回流提取法

12. 能与水互溶的溶剂是（　　）
　　A. 正丁醇　　　　B. 石油醚　　　　　C. 三氯甲烷　　　　D. 丙酮

13. 溶剂极性由小到大的是（　　）
　　A. 石油醚、乙醚、乙酸乙酯
　　B. 石油醚、丙酮、乙酸乙酯
　　C. 石油醚、乙酸乙酯、三氯甲烷
　　D. 三氯甲烷、乙酸乙酯、乙醚

14. 溶解范围最广的提取溶剂是（　　）
　　A. 水　　　　　　B. 乙酸乙酯　　　C. 乙醚　　　　　D. 乙醇

15. 浓缩速度最快的方法是（　　）
　　A. 分馏法　　　　　　　　　　　B. 连续回流法
　　C. 常压蒸馏法　　　　　　　　　D. 减压蒸馏法

## 二、多项选择题

1. 中药乙醇提取液中可能含有（　　）
　　A. 生物碱　　　　　　B. 树脂　　　　　　　C. 蛋白质
　　D. 树胶　　　　　　　E. 苷

2. 中药水提取液中可能含有（　　）
　　A. 生物碱盐　　　　　B. 苷元　　　　　　　C. 鞣质
　　D. 糖　　　　　　　　E. 蛋白质

3. 下列方法中能始终保持良好浓度差的是（　　）
　　A. 浸渍法　　　　　　B. 渗漉法　　　　　　C. 煎煮法
　　D. 回流提取法　　　　E. 连续回流提取法

4. 能与水分层的溶剂是（　　）
　　A. 乙醚　　　　　　　B. 丙酮　　　　　　　C. 甲醇
　　D. 乙醇　　　　　　　E. 正丁醇

5. 对植物细胞壁穿透力强的溶剂是（　　）
　　A. 乙醚　　　　　　　B. 乙酸乙酯　　　　　C. 水
　　D. 乙醇　　　　　　　E. 苯

## 三、思考题

1. 中药中化学成分按溶解性不同分为哪几类？各类分别包含哪些成分？

2. 中药化学研究的主要内容是什么？

（聂仁宇）

---

书网融合……

微课

划重点

自测题

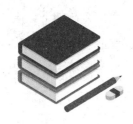

# 第三章　中药化学成分的分离技术

学习目标

知识要求

1. **掌握**　萃取法、结晶法、色谱法的基本原理和基本知识。
2. **熟悉**　沉淀法的原理及一般使用范围。
3. **了解**　其他分离方法的用途及原理。

能力要求

1. 能熟练进行萃取法、结晶法和色谱法（薄层色谱、纸色谱、柱色谱）的基本操作。
2. 学会沉淀法的操作技术。

## 实例分析

**实例**　人参为五加科植物人参的干燥根，是传统名贵中药，始载于我国第一部本草专著《神农本草经》。对人参的化学成分研究始于20世纪初，但直到60年代才逐步深入。到目前为止，已阐明的人参化学成分有皂苷、多糖、聚炔醇、挥发油、蛋白质、多肽、氨基酸、有机酸、维生素、微量元素等，经现代医学和药理研究证明：人参皂苷为人参的主要有效成分，具有人参的主要生理活性。

**讨论**　1. 人参皂苷属于什么类型的化合物？
　　　　2. 分离人参皂苷应该用什么样的方法？

## 第一节　中药化学成分的经典分离技术

PPT

### 一、两相溶剂萃取法

萃取法是向混合物溶液（如提取液）中加入一种与其不相混溶的溶剂（称为萃取剂），经振摇使二者得以充分接触，混合物溶液中的某种成分因在萃取剂中溶解度较大而转溶于其中，其他成分仍留在原有溶液中。如此反复多次，可将所需成分萃取出来。注意萃取剂应对欲萃取成分溶解度大，并与含此成分的原有溶液互不相溶。

**（一）基本原理**

萃取法是利用混合物中各成分在两相溶剂中的分配系数不同而达到分离的方法。所谓两相溶剂，是指两种互相接触而又互不相溶的溶剂。分配系数是指在一定温度下，一种物质在两相溶剂中溶解达到平衡时，该物质在两溶剂中的浓度之比。分配系数用公式表示为：

$$K = C_A / C_B$$

（$K$—分配系数；$C_A$—物质在上层溶剂中的浓度；$C_B$—物质在下层溶剂中的浓度）

可见，分配系数的大小反应成分更倾向于分配在哪一层，分配系数越大，表示成分主要在上层；分配系数越小，表示成分主要在下层。萃取时，混合物中各成分的分配系数相差越大，越易分离，萃取效率越高，分离效果越好。

萃取时，正确选择萃取剂很重要。以水提取液为例，选择萃取剂的方法如下。

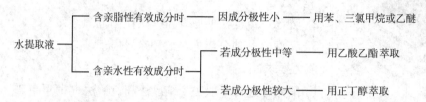

从中药的水提取液中萃取偏于亲水性的成分，除了采用上述单一溶剂如正丁醇或乙酸乙酯萃取外，还可采用混合溶剂（在三氯甲烷、乙醚中加入适量乙醇或甲醇以增大其亲水性）进行萃取。不过，有机溶剂的亲水性越大，与水作两相萃取的效果越差，因能使较多的亲水性杂质伴随而出，对有效成分的进一步精制有负面影响。

### （二）萃取方法

如为小量萃取，可在分液漏斗中进行；如系中量萃取，可在较大的适宜下口瓶中进行；在工业生产中进行大量萃取时，多在密闭的萃取罐内进行，用搅拌机搅拌一定时间，使二液充分混合，再放置待其分层；有时将两相溶液喷雾混合，以增大萃取接触面，提高萃取效率。也可采用两相溶剂逆流连续萃取装置。

**1. 简单萃取法**　也叫分次萃取，是实验室进行小量萃取时采用的方法。操作时，将提取液和萃取剂装入一个合适的分液漏斗中，盖好塞子，倒转漏斗，开启活塞，排气后关闭活塞，轻轻振摇，并不时开启活塞排气，最后再振摇 1 ~ 2 分钟，静置，使两液分层，然后将下层液放出，上层液则从分液漏斗的上口倒出，此为一次萃取，通常需反复萃取数次，直到有效成分基本被萃取完全为止。

分次萃取在操作中应注意以下几点：①先用小试管猛烈振摇约 1 分钟，观察萃取后二液分层现象。如果容易产生乳化，大量萃取时就要避免猛烈振摇，可延长萃取时间。如果发生乳化现象，可将乳化层分出，再用新溶剂萃取；或将乳化层抽滤，或将乳化层稍稍加热；或较长时间放置并不时旋转，令其自然分层。②水提取液的浓度最好在相对密度为 1.1 ~ 1.2 之间，过浓不易萃取完全，过稀则溶剂用量太大，影响操作。③萃取剂与提取液应保持一定量的比例，第一次萃取时，溶剂要多一些，一般为水提取液的 1/3 ~ 1/2，以后的用量可以少一些，一般为水提取液的 1/6 ~ 1/4。④一般萃取 3 ~ 4 次即可，但水溶液中亲水性较大的成分不易转入有机溶剂层时，须增加萃取次数，或改变萃取溶剂。

简单萃取法主要缺点是：操作较为繁琐，且易发生乳化现象，为克服这一缺点，可以采用两相溶剂逆流连续萃取法。

**2. 逆流连续萃取法**　逆流连续萃取法是一种连续的两相溶剂萃取法。其装置（图3-1）由一根、数根或更多的萃取管组成。管内用小瓷圈或小的不锈钢丝圈填充，以增加两相溶剂萃取时的接触面。例如，用三氯甲烷从川楝树皮的水浸液中萃取川楝素。可将比重大的三氯甲烷盛于萃取管内，而将比重小于三氯甲烷的水提取液贮于高位容器内，开启活塞，则水提取液在高位压力差的作用下流入萃取管，遇管内瓷圈的撞击而分散成细滴，从而增大与三氯甲烷的接触面，有利于萃取完全。水提取液穿越三氯甲烷后从管顶流出并进入下一根萃取管，直至流经所有萃取管并从最后一根萃取管流出时，萃取完成。此时川楝素已转溶到三氯甲烷中，而其他成分仍留在水提取液中。要判断萃取是否完全，可取样品用薄层色谱、纸色谱及显色反应或沉淀反应等进行检查。

简单萃取法和逆流连续萃取法均适用于分配系数相差较大的成分的分离。而当混合物中各成分的分配系数很接近，用前述方法也难以得到较好分离时，则可用逆流分配法或液滴逆流分配法等方法。

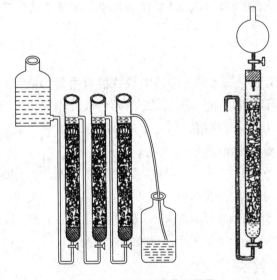

图3-1　逆流连续萃取装置

**请你想一想**

如果中药的水提液需要用比水轻的溶剂（如：苯、乙酸乙酯等）进行逆流连续萃取，请问该如何操作？

## 二、沉淀法

沉淀法是在中药的提取液中加入某些试剂或溶剂使某些成分沉淀析出而与未沉淀的成分相互分离，以获得有效成分或除去杂质的方法。常用的沉淀法有以下几种。

### （一）酸碱沉淀法

酸碱沉淀法利用某些成分在酸、碱中的溶解性不同，将易溶于碱水难溶于酸水的成分（如内酯类）与易溶于酸水难溶于碱水的成分（如生物碱）相分离。某些酸、碱或两性化合物可通过加入酸、碱调节溶液的 pH 值来改变其分子状态（游离型或解离型），从而使其溶解度改变（通常游离型具亲脂性，解离型具亲水性）而分离出来。如提取黄酮、蒽醌、酚酸性成分，可采用碱提取酸沉淀法；生物碱的提取可以采用酸提取碱沉淀法。

**1. 酸溶碱沉法**

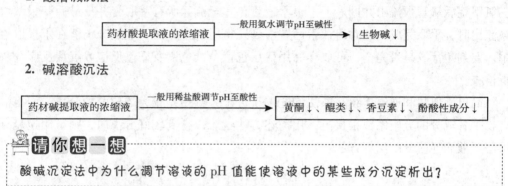

药材酸提取液的浓缩液 —— 一般用氨水调节pH至碱性 —— 生物碱↓

**2. 碱溶酸沉法**

药材碱提取液的浓缩液 —— 一般用稀盐酸调节pH至酸性 —— 黄酮↓、醌类↓、香豆素↓、酚酸性成分↓

请你想一想

酸碱沉淀法中为什么调节溶液的 pH 值能使溶液中的某些成分沉淀析出？

### （二）溶剂沉淀法

溶剂沉淀法指在溶液中加入另一种溶剂改变混合溶剂的极性，降低某些成分在溶液中的溶解度，使其沉淀析出而与未能沉淀的其他成分相互分离的方法。溶剂沉淀法中所加的溶剂应对欲沉淀成分难溶，与含此成分的原有溶液互溶。常用的方法有水提醇沉法（水/醇法）、醇提水沉法（醇/水法）等。

**1. 水提醇沉法（水/醇法）** 在药材水提取液的浓缩液中主要是亲水性成分（水溶性成分），如糖类、氨基酸、蛋白质、鞣质、生物碱盐、苷类等，加入数倍量高浓度乙醇，可以沉淀除去易溶于水但却难溶于乙醇的成分，如多糖（如淀粉、树胶、黏液质）、蛋白质等水溶性杂质。并且根据所加乙醇的量的不同，可以达到分级沉淀的效果，这种沉淀法又叫乙醇沉淀法。

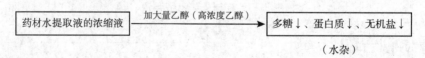

药材水提取液的浓缩液 —— 加大量乙醇（高浓度乙醇）—— 多糖↓、蛋白质↓、无机盐↓

（水杂）

**2. 醇提水沉法（醇/水法）** 在药材乙醇提取液的浓缩液中所含成分主要是生物碱及其盐、苷类、挥发油及有机酸等成分，虽然多糖类、蛋白质等水溶性杂质不易被提取出，但树脂、油脂、脂溶性色素等脂溶性杂质却仍可被提取出来，加入数倍量水稀释，放置一段时间或冷藏，树脂、叶绿素等水不溶性杂质即可沉淀析出，过滤除去。

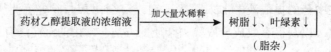

药材乙醇提取液的浓缩液 —— 加大量水稀释 —— 树脂↓、叶绿素↓

（脂杂）

此外，如皂苷的分离可采用醇/醚法，在乙醇提取液的浓缩液中加入数倍量乙醚（或丙酮），皂苷即可沉淀析出，从而与仍留存于母液中的树脂等杂质分离。

**请你想一想**

两相溶剂萃取法与溶剂沉淀法均要向混合物的溶液中加入一种溶剂，这两种情况下所加的溶剂有何不同？

### （三）铅盐沉淀法

铅盐沉淀法是分离某些中药成分的经典方法之一，是利用中性醋酸铅或碱式醋酸铅在水及醇溶液中，能与某些中药成分生成难溶的铅盐或络盐沉淀，而使各成分得以分离的方法。中性醋酸铅可沉淀具有羧基或邻二酚羟基的化合物，如有机酸、氨基酸、蛋白质、黏液质、鞣质、树脂、酸性皂苷、部分黄酮等。碱式醋酸铅的范围更广，除上述成分外，还能沉淀某些中性或碱性成分，如中性皂苷、糖类、异黄酮及某些碱性较弱的生物碱。操作过程如下。

**1. 生成铅盐**

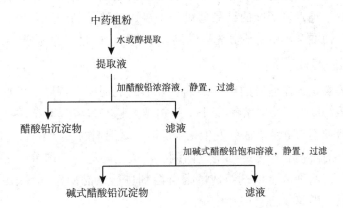

**2. 脱铅处理** 由于上述铅盐沉淀物为重金属盐，有毒，故尚需进行脱铅处理。可用硫化氢法，将铅盐沉淀物悬浮于水或稀醇溶液中，通入硫化氢气体，使铅转化为不溶性硫化铅而沉淀析出，滤过除去。该法脱铅比较彻底，但溶液中可能存有多余的硫化氢，必须通入空气或二氧化碳，让气泡带出多余的硫化氢气体。脱铅也可用硫酸、磷酸、硫酸钠、磷酸钠等，但生成的硫酸铅、磷酸铅在水中仍有一定的溶解度，故除铅不彻底。

### （四）专属试剂沉淀法

向溶液中加入某种试剂，该试剂能够与溶液中的某类成分发生化学反应，生成一种新的不溶性物质而沉淀析出，从而与未被沉淀的其他成分相分离。如生物碱沉淀试剂能与生物碱类成分生成沉淀，从而使生物碱与非生物碱类成分分离；雷氏铵盐作为生物碱沉淀试剂中的一种，常用于分离水溶性生物碱。胆甾醇能与甾体皂苷生成沉淀，可借此与三萜皂苷分离；明胶能沉淀鞣质，可用于分离或除去鞣质。

### （五）盐析法

在中药水提取液中加入无机盐（常用氯化钠，也可用硫酸钠、硫酸铵等）至一定浓度或饱和状态时，可使某些中药成分在水中溶解度降低而析出，或因无机盐的加入降低溶解度后，接着用正丁醇或乙酸乙酯萃取，借此与水溶液中的其他成分相互分离。如从三颗针中分离小檗碱在生产上都是用氯化钠或硫酸铵盐析。有些成分如麻黄碱、苦参碱等水溶性较大，在分离时，亦常先在水提取液中加一定量的食盐，再用有机溶剂萃取。

### 三、结晶法

中药中的化学成分在常温下多是固体化合物，固体化合物达到一定的纯度后，在一定条件下常有结晶化的通性。因此，只要有结晶形成，即表明化合物的纯度达到了相当程度，否则不会有结晶出现。结晶法是分离精制固体化合物的重要方法之一，也是纯化物质最后阶段常采用的方法。

#### （一）原理

结晶法是利用混合物中各成分在溶剂中的溶解度不同或在冷热情况下溶解度的显著差异而分离的方法。化合物由非结晶状物质成为结晶状物质的过程称为结晶。初次析出的结晶往往不纯，将不纯的结晶通过处理制成较纯结晶的过程称为重结晶。利用溶解度的不同，使混合物中各成分先后结晶、依次析出的过程称为分步结晶。

#### （二）结晶溶剂的选择

结晶法的关键是选择适宜的结晶溶剂。合适的溶剂应具备以下条件：①溶剂对欲结晶成分热时溶解度大，冷时溶解度小，差别越大越好；溶剂对杂质在冷、热时均溶或均不溶；②溶剂不与欲结晶成分发生化学反应；③溶剂的沸点不宜过高或过低。

常用于结晶的溶剂有甲醇、乙醇、丙酮、乙酸乙酯等。当用单一溶剂不能得到结晶时，可用两种或两种以上溶剂组成的混合溶剂进行结晶操作，常用的有乙醇–水、醋酸–水、乙醚–甲醇、乙醚–丙酮等。

#### （三）结晶条件

一般而言，溶液浓度适当，降温缓慢，放置时间长，结晶速度慢，则晶体大而纯。反之溶液浓度高，降温快，放置时间短，结晶速度快，则晶体小而不纯。

#### （四）结晶方法

**1. 结晶**

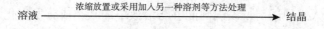

溶液 —— 浓缩放置或采用加入另一种溶剂等方法处理 → 结晶

**2. 重结晶**

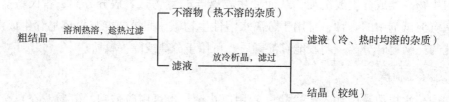

粗结晶 — 溶剂热溶，趁热过滤 —
不溶物（热不溶的杂质）
滤液 — 放冷析晶，滤过 —
滤液（冷、热时均溶的杂质）
结晶（较纯）

有时被结晶化合物呈油状析出，往往提示含有较多的杂质，这时候应该检查一下是否是因为结晶的速度过快，若是，可尝试适当放慢溶剂蒸发和冷却的速度；若是因为结晶溶剂的选择有问题，则可适当改变结晶溶剂的配比和种类，以利于结晶形成。

你知道吗

### 过滤技术

结晶法中常常用到过滤操作，过滤是中药化学技术中重要的一项操作技术，一般分为常压过滤和减压过滤，后者运用更为广泛。主要是利用抽滤瓶内外压力差而加快过滤的速度，可得到较干燥的沉淀，但不宜过滤胶状沉淀和颗粒太小的沉淀，因为胶状沉淀易穿透滤纸，颗粒太小的沉淀易在滤纸上形成一层密实的覆盖层，溶液反而不易透过。

## 第二节 中药化学成分的其他分离技术

PPT

### 一、分馏法

分馏法是利用混合物中各成分的沸点不同而进行分离的方法，适用于液体混合物的分离，如挥发油及一些液体生物碱的分离。一般来说，液体混合物的沸点相差100℃以上，可将溶液重复蒸馏多次即可达到分离的目的，如沸点相差25℃以下，则需要采用分馏柱。分馏相当于多次蒸馏，沸点相差越小，则需要的分馏装置越精细，分馏装置见图3-2。

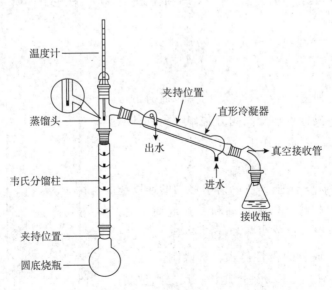

图3-2 分馏装置

## 二、透析法

透析法是利用小分子物质在溶液中可通过半透膜，而大分子物质不能通过半透膜的性质来进行分离的方法。透析法需要使用专用的半透膜来完成，在分离和纯化皂苷、蛋白质、多肽、多糖等物质时，可用透析法除去所含的无机盐、单糖、双糖等小分子杂质。也可将大分子的杂质留在半透膜内，而使小分子有效成分通过半透膜进入膜外溶液中而得以分离精制。

## 三、升华法

固体物质受热直接变为气体，遇冷又凝结为固体的现象称为升华。某些中药中含有升华性成分，如游离蒽醌、小分子游离香豆素、某些生物碱如咖啡因等。在加热升华的过程中，往往伴有热分解现象，产品不纯，产率较低，故少用于提取而常用于升华性成分的预试验。

## 第三节　色谱分离技术

PPT

色谱法又称为层析法、层离法，是一种分离和鉴定复杂混合物的有效方法，尤其是当混合物中各成分的结构相近、性质相似，采用经典的溶剂法、结晶法等已不能有效分离时，采用色谱法往往能得到满意的分离效果。色谱法分离效能高，分析快速、简便、灵敏，目前已广泛用于化工、医药、生化以及环保等领域。

色谱法按原理不同可分为吸附色谱、分配色谱、离子交换色谱和凝胶过滤色谱等。按操作形式不同可分为薄层色谱（TLC）、纸色谱（PC）、柱色谱（CC）。

## 一、吸附色谱

### （一）原理

吸附色谱是利用吸附剂对混合物中各成分的吸附力不同，将各成分相互分离的方法。吸附剂的吸附作用主要由固体表面的作用力如氢键、静电引力、范德华力等产生。

成分的被吸附力越强，在色谱中移动的速度越慢，反之移动得越快。当吸附剂和展开剂固定时，成分的被吸附力大小与该成分的性质有关。如在硅胶吸附色谱中，成分的极性越大，被吸附力越强，在薄层板或色谱柱内的移动速度越慢，反之则越快，因此可把极性不同的一系列化合物分离开。图 3 - 3 为吸附柱色谱分离过程示意图，图中 A、B 表示混

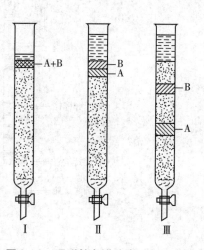

图 3 - 3　吸附柱色谱分离过程示意图

合物中的两个成分，由于被吸附力不同，两个成分被洗脱时向下移动的速度也不同，成分 A 先被洗脱下来，成分 B 后被洗脱下来，两个成分因此得以相互分离。

### （二）吸附色谱的操作技术

**1. 吸附薄层色谱** 在薄层板上实施的吸附色谱即吸附薄层色谱，操作步骤如下。

（1）制板 薄层板的制备有两种方法。一种是干法铺板（制成的板称软板），方法是将吸附剂直接铺在板上，然后用一根两端带有套圈的玻璃棒放在板上有吸附剂的一端，向前推移铺制而成（图 3-4），套圈的厚度就是薄层的厚度。此法铺板虽简单，但板面容易损坏。另一种为湿法铺板（制成的板称硬板），将吸附剂、黏合剂和水按一定比例混合，均匀铺在一块玻璃板上，待自然干燥后再活化备用。硬板由于机械强度好，板面不易损坏而多采用。常

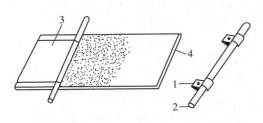

图 3-4 干法铺板示意图

1. 套圈；2. 玻璃棒；3. 吸附剂；4. 玻璃板

用的黏合剂有羧甲基纤维素钠（CMC-Na）、煅石膏（G）等。

（2）点样 将样品溶于少量溶剂中，用毛细管把样品溶液点在薄层板的一端。样品液所点之处称为原点，原点所在的水平线称为起始线，原点应距薄层板底边 1~1.5cm；原点直径不超过 2~3mm；点样量要适度。若点样量过少，显色后的斑点模糊不清；过多易出现拖尾现象。若发现点样量不够，可适当增加点样量，增加点样量的方法是于原点处重复点加样品液，但必须待上次所点的样品液挥干后方可进行重复点样操作。

（3）展开 将点好样的薄层板放入盛有展开剂的密闭容器中（注意盛有展开剂的容器要密闭一段时间待整个容器充满展开剂的蒸气后，再将薄层板放入容器中），并将薄层板点了样的一端浸入展开剂中（但不要浸没原点，一般浸入展开剂的深度为距原点 5mm 为宜），此时展开剂沿着薄层板按照一定方向移行，展开剂移行的最前端位置称为溶剂前沿，待溶剂前沿走至薄层板的 3/4 高度即可取出，标记溶剂前沿，晾干。展开方式一般用上行法（图 3-5）。

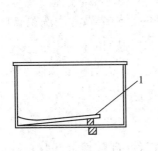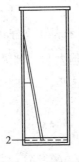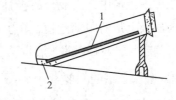

图 3-5 上行展开

1. 薄层板；2. 展开剂

（4）显色 将展开后的薄层板先后放在日光、紫外灯下观察，用小针圈点出斑点位置，如实记录观察到的斑点颜色和荧光情况，然后喷显色剂使斑点呈现相应的颜色。图 3-6 为薄层色谱分离示意图。显色后记录并计算 $R_f$ 值。$R_f$ 值即比移值，表示各成分展开后在薄层板上的相对位置。$R_f$ 值计算方法如下。

$$R_f 值 = \frac{原点到色斑中心的距离}{原点到溶剂前沿的距离}$$

可见，在薄层色谱中移动速度越快，所走距离越长的成分，$R_f$ 值也越大。

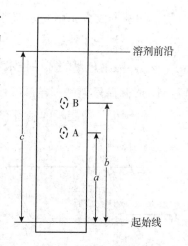

图 3-6 $R_f$ 测量示意图

成分 A 的 $R_f$ = a/c；

成分 B 的 $R_f$ = b/c

**2. 吸附柱色谱** 在色谱柱内实施的吸附色谱即吸附柱色谱，操作步骤如下。

（1）装柱 干法装柱，是直接将吸附剂通过小漏斗呈细流状不间断地均匀装入柱内，并用橡皮槌轻轻敲打色谱柱，使装填均匀。然后，打开下端活塞，从上口加入洗脱剂，洗脱剂自上而下流经柱内的吸附剂并从下口缓缓流出时，即可排尽柱内空气，注意始终要在吸附剂上方保留一定的液面高度。湿法装柱，是将吸附剂装入盛有洗脱剂的柱内；或将吸附剂与洗脱剂调成混悬液装入柱中，同时打开下端活塞，使洗脱剂流出，待加完吸附剂，且吸附剂于柱内沉降平静后，继续放出吸附剂上方多余的溶剂，直至吸附剂上方保持不超过 1cm 高的液面为止。

（2）上样 将欲分离样品溶于少量最开始用的洗脱剂中，制成样品液（要求体积小，浓度高），然后从色谱柱的顶端加于柱内吸附剂的表面。

（3）洗脱 首先是选好起步洗脱剂，起步洗脱剂可用薄层色谱来摸索，通常选择能将斑点推出 0.2cm 左右的溶剂作为起步洗脱剂。采用梯度洗脱，即逐步增大洗脱剂的极性以增强洗脱能力，等份收集洗脱液（例如用 20g 吸附剂时，则每 20ml 收集 1 份）。每份洗脱液采用薄层色谱或纸色谱定性检查，合并含有相同组分的洗脱液。

**（三）色谱结果的表达**

薄层色谱的层析结果用 $R_f$ 值大小来表达，柱色谱的层析结果常用洗脱顺序表示。如在硅胶吸附色谱中，当成分的极性越大时，被吸附力越强，在色谱中的移动速度越慢，在薄层板上走的距离越短，$R_f$ 值越小；而在色谱柱内，移动速度越慢的成分在柱内保留时间越长，越后被洗脱。

**（四）吸附色谱的三要素**

**1. 吸附剂** 常见吸附剂有氧化铝、氧化镁、活性炭、硅酸镁、硅胶、碳酸钙和硅藻土等。其吸附力依次减小。这些吸附剂中除活性炭是非极性吸附剂外，其余均是极性吸附剂。极性吸附剂对极性大的物质吸附力强（即成分极性越大，被吸附力越强）；而非极性吸附剂对非极性物质吸附力大（即成分极性越小，被吸附力越强）。

极性吸附剂中最常用的是硅胶和氧化铝，但硅胶比氧化铝应用更广。氧化铝、硅胶不仅能吸附中药化学成分，也能吸附水分。吸附剂的吸附活性与其吸附的水量有关，含水量越高，吸附活性越低。因此，可将吸附剂在一定温度下加热，除去其所含水分，使其吸附活性提高，吸附能力加强，这一过程称为活化。但需注意活化温度不可过高，通常硅胶为 100～110℃活化 1 小时，氧化铝为 150～160℃活化 4 小时。

**2. 移动相（也称流动相）**　薄层色谱中的展开剂或柱色谱中的洗脱剂即是移动相。对极性吸附剂而言，移动相的极性越大，其展开（洗脱）能力越大。当被分离成分极性小时，应选用极性小的溶剂作移动相，若被分离成分极性大，则选用极性大的溶剂作移动相。

**3. 被分离成分**　若用极性吸附剂，则被分离成分极性越大，被吸附力越强，在色谱中的移动速度越慢，反之，则越快。

要想取得满意的分离效果，以上三要素要配置得当。对极性吸附剂而言，当成分极性大时，应选吸附活性小的吸附剂和极性大的溶剂做展开剂；反之，当成分极性小时，应选吸附活性大的吸附剂和极性小的溶剂做展开剂。

化合物的极性大小的判断方法：若各成分的基本母核相同，则母核上极性基团越多或基团极性越大时，该成分的极性也越大。

常见取代基的极性由小至大的排列顺序：烷基（$-CH_3$）< 醚基（$-OCH_3$）< 硝基（$-NO_2$）< 酯基（$-COOR$）< 酮基（$-CO$）< 醛基（$-CHO$）< 氨基（$-NH_2$）< 羟基（$-OH$）< 酚羟基（$Ar-OH$）< 羧基（$-COOH$）。

🧑‍🏫请你想一想

下列成分的混合物若用硅胶薄层色谱分离，以苯-甲醇（8:1）为展开剂，试分析 $R_f$ 值大小顺序。

大黄素　　　　　　　大黄酸　　　　　　　大黄酚

## 二、分配色谱

在吸附色谱中，吸附剂是固定在薄层板上（或装在色谱柱内），相对不动的，称为固定相；展开剂（或洗脱剂）是沿着薄层板（或色谱柱）按一定方向移动着的，称为移动相。

事实上，不仅吸附色谱，所有的色谱法均有固定相和移动相之分，都是利用混合物中各成分对固定相和移动相的亲和作用不同而相互分离的。不过，吸附色谱中的固定相是固体（吸附剂），而分配色谱的固定相则是液体溶剂（展开剂或洗脱剂），且该溶剂需要固定在一种被称作"支持剂"的固体物质上。两种色谱法的移动相均为液体。

支持剂是指无吸附作用，用来固定一种溶剂的物质，即起支持固定相的作用，又称担体、载体。常用支持剂有硅胶、硅藻土、纤维素等。若硅胶的含水量达17%以上时，无吸附作用，不能再做吸附剂使用，可作为分配色谱中的支持剂。

分配薄层色谱的操作与吸附薄层色谱相同，只是制板时将支持剂与液体固定相混铺在薄板上，自然干后（不需要活化）即可使用。分配柱色谱是将吸附有液体固定相的载体装入色谱柱中进行分离。

## （一）原理

分配色谱利用混合物中各成分在固定相与移动相这两种互不相溶的溶剂中分配系数不同而达分离，与萃取法原理相同。混合物中各成分的分配系数相差越大，越易分离。

$$K = C_s / C_m$$

（$K$—分配系数；$C_s$—某成分在固定相中的浓度；$C_m$—某成分在移动相中的浓度）

你知道吗

### 正相分配色谱和反相分配色谱

分配色谱法有正相和反相之分。在正相分配色谱中，流动相的极性小于固定相的极性，主要用于分离极性大和中等极性的分子型物质；在反相分配色谱中，流动相的极性大于固定相的极性，主要用于分离非极性和中等极性的各类分子型化合物。反相色谱法是应用最为广泛的色谱法。

## （二）纸色谱

纸色谱是分配色谱的一种，是以滤纸为支持剂，以纸上所含的水分为固定相的分配色谱。当展开剂在滤纸上移行时，样品就在移动相（展开剂）和水相中反复分配，由于各成分在两相中的分配系数不同，导致在纸上的移动速度和移动距离不同而相互分离。与薄层色谱一样，用$R_f$值表示各成分展开后在纸面上的相对位置。若成分极性大，在固定相（水）中分配的量就多，在移动相中分配的量就少，在纸上移动速度就慢，走的距离也短，$R_f$值小。

纸色谱的操作步骤包括点样、展开、显色以及计算比移值，其操作与吸附薄层色谱的操作基本相同，但不能用腐蚀性的显色剂。

你知道吗

## 薄层色谱和纸色谱应用小常识

自 20 世纪 40 年代首次采用纸色谱成功分离出多种氨基酸以后，这种分离技术开始在植物成分的研究方面得到广泛的应用。近年来，薄层色谱法的快速发展和广泛应用，在很多方面较纸色谱显示出更强的优越性，但在糖类、氨基酸等大极性化合物的分离、分析方面，纸色谱仍具有其独特的应用价值。

目前，薄层色谱在中药化学成分的研究中，主要是用于成分的预试验、鉴定及探索柱色谱分离的条件等。

## 三、其他色谱

色谱法用于分离混合物时，不管是吸附色谱、分配色谱，还是其他色谱，均因各成分在色谱中的移动速度不同而得以分离。只不过造成移动速度不同的原因各不相同。各种色谱法的原理对照见表 3-1。

表 3-1　各种色谱法的原理对照表

| | 原理（造成各成分在色谱中移动速度不同的原因） |
|---|---|
| 吸附色谱 | 利用吸附剂对各成分的吸附力不同（造成移动速度不同）而分离 |
| 凝胶色谱法 | 凝胶具多孔性网状结构，小分子物质能通过网孔进入凝胶颗粒内部，向下流动受阻，移动慢，难洗脱。大分子物质不能进入凝胶颗粒内部，而是随洗脱剂顺着凝胶颗粒的间隙向下流动，不受阻，移动快，易洗脱（图 3-7）。利用凝胶对分子大小不同成分的阻滞作用不同（造成移动速度不同）而分离 |
| 大孔吸附树脂色谱 | 大孔树脂即有吸附力，也有因其多孔性网状结构而产生的筛选性（有吸附性和筛选性两者相结合的双重分离效果）。利用混合物中各成分被吸附的能力和被网孔筛选的能力不同（造成移动速度不同）而分离 |
| 分配色谱 | 利用各成分在固定相和移动相间的分配系数不同（造成移动速度不同）而分离 |
| 离子交换色谱 | 离子型化合物能与离子交换树脂上的同电荷离子进行交换而被吸附。利用混合物中各成分与离子交换树脂进行离子交换的能力不同（造成移动速度不同）而分离 |

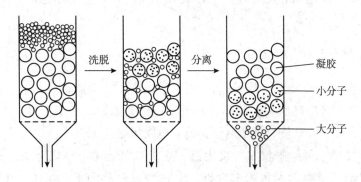

图 3-7　凝胶过滤色谱示意图

你知道吗

### 高效液相色谱

高效液相色谱法（HPLC）又称高压液相色谱，是利用高压手段将液体流动相泵入色谱柱以加快液体流动相的流速，注入的供试品由流动相带入柱内（柱内装有填充剂），各组分在柱内被分离，并依次进入检测器的现代液相色谱法。

高效液相色谱因柱内填料不同而有不同的分离原理，如前面讲过的分配原理、吸附原理、离子交换原理、分子筛过滤原理等。

高效液相色谱多用反相分配色谱，柱内填料以十八烷基硅烷键合硅胶最为常用，流动相首选甲醇－水系统（采用紫外末端波长检测时，首选乙腈－水系统），主要用于分离非极性及中等极性的各类分子型化合物。

高效液相色谱具有分离分析速度快、效能高、仪器化等优点，而且样品用量少、适用范围广。其分离效能和分离速度都远远高于经典柱色谱，已成为中药化学成分分离的常规技术手段。

## 实训一　色谱法操作技术——薄层色谱、纸色谱、柱色谱

### 一、实训目的

1. 掌握薄层色谱分离方法的基本操作技术。
2. 掌握纸色谱分离方法的基本操作技术。
3. 掌握柱色谱分离方法的基本操作技术。

### 二、实训原理

本实训中的薄层色谱和柱色谱均为吸附色谱，利用吸附剂对混合物中各成分的吸附力不同而分离。纸色谱利用混合物中各成分在固定相和移动相这两种互不相溶的溶剂中分配系数不同而分离。

### 三、实训材料

**1. 装置和器具**　玻璃板（5cm×20cm）、干燥箱、干燥器、展开缸、玻璃色谱柱、喷雾器、紫外灯、薄层硅胶板、研钵、镊子、点样毛细管、新华1号滤纸条、普通滤纸、脱脂棉、直尺、大试管、锥形瓶、铅笔、电吹风。

**2. 药品和试剂**　薄层硅胶 G、氧化铝、羧甲基纤维素钠、石油醚（30~60℃）、甲酸乙酯、甲酸、甲醇、大黄粉末少许、大黄酸对照品的甲醇溶液、大黄素对照品的甲醇溶液、氨液、1%脯氨酸水溶液、1%亮氨酸水溶液、1%精氨酸水溶液、亚甲

蓝和荧光黄的乙醇混合液、95% 乙醇、2% 氨水、0.5% 茚三酮乙醇溶液、正丁醇、冰醋酸。

### 四、实训步骤

**1. 薄层色谱**　吸附剂：硅胶 G 薄层板。样品液：大黄粉末 0.5g，加甲醇 50ml，浸渍 24 小时，过滤，所得滤液为样品液对照品：大黄酸对照品的甲醇溶液、大黄素对照品的甲醇溶液。展开剂：石油醚（30~60℃）- 甲酸乙酯 - 甲酸（15∶5∶1）上层。显色剂：氨蒸气。

（1）制版　在研钵中放入薄层硅胶 G 一份，加入三倍量的 0.5% 羧甲基纤维素钠水溶液，按同一方向研磨混合，除去气泡，调成糊状。然后将配制好的浆料倾注到清洁干燥的玻璃板上，使其流布于整个板面，然后放在台面上，通过抖动颠敲使吸附剂在玻璃板上分布得平滑均匀，在室温下晾干，于 100~110℃活化 30~60 分钟。放冷后置于干燥箱备用。本实验用薄层板规格 5cm×15cm，每块薄层板需硅胶 G 约 3g，羧甲基纤维素钠水溶液 9ml。

（2）点样　先用铅笔在距薄层板一端 1.0~1.5cm 处轻轻划一横作为起始线，然后用毛细管将配好的样品液分别点在起始线上，样点直径一般不超过 3mm。若因样品溶液太稀，可重复点样，但应待前次点样的溶剂挥发后方可重新点样，以防样点过大，造成拖尾、扩散等现象，影响分离效果。若在同一板上点几个样，样点间距离应为 1.5~2.0cm。注意点样要轻，不可刺破薄层。 📱微课

（3）展开　薄层色谱的展开，需要在密闭容器中进行。为使溶剂蒸气迅速达到平衡，可在展开槽内衬一滤纸。在层析缸中加入配好的展开溶剂，使其高度不超过 1cm。将点好的薄层板小心放入层析缸中，点样一端朝下，浸入展开剂中。密闭，观察展开剂前沿上升到一定高度时（约板长的 3/4 高度），取出，尽快在板上标记展开剂前沿的位置，晾干。

（4）显色　先于日光下观察斑点颜色，再于紫外光灯（365mm）下检视，最后置氨蒸气中熏，观察斑点的荧光、颜色及变化。

（5）结果及计算 $R_f$ 值　样品色谱中，在与对照品色谱相应的位置上应显颜色或荧光显相同的斑点。置氨蒸气中熏后，斑点由原来的黄色变为红色。量出原点至溶剂前沿的距离以及原点至每个斑点中心的距离，计算 $R_f$ 值。

**2. 纸色谱**　对照品：1% 精氨酸水溶液、1% 脯氨酸水溶液、1% 亮氨酸水溶液。样品液：10% 的板蓝根乙醇溶液或上述三种氨基酸的混合水溶液。展开剂：正丁醇 - 醋酸 - 水（7∶3∶1）。显色剂：0.3% 茚三酮乙醇溶液。

（1）点样　先用铅笔在距色谱纸一端 2.0cm 处轻轻划一横作为起始线，然后用毛细管将配好的样品液和对照品溶液分别点在起始线上，样点直径不应大于 4mm。若一次点量样不够，可重复点样，但应用电吹风温热气流将前次样点充分吹干后方可重新点样，以防样点过大，造成拖尾、扩散等现象，影响分离效果。若需在起始线上点几

个样，相邻两原点间距离为 2.0cm。

（2）展开　将配制好的展开剂倒入展开缸内，再将点好样的色谱纸悬垂于缸内（勿与展开剂接触），待展开剂蒸气饱和后，再往下放色谱滤纸，使其浸入展开剂约 0.5cm，展开剂即沿色谱纸上升，当展开至约 15cm 或纸长的 3/4～4/5 高度时，取出，于溶剂前沿处划线做标记，晾干。

（3）显色　将显色剂喷于色谱纸上，用电吹风烘吹至 100℃ 即显色。

（4）结果及计算 $R_f$ 值　结果：样品色谱中，在与对照色谱相应的位置上应显相同的颜色的斑点。计算 $R_f$ 值：量出原点至溶剂前沿的距离和原点至每个斑点中心的距离，计算 $R_f$ 值。

**3. 柱色谱**　样品液：亚甲蓝和荧光黄的乙醇混合液。洗脱剂：70% 乙醇、2% 的氨水。

（1）装柱　用镊子取少许脱脂棉放入于干净的色谱柱底部，轻轻塞紧，关闭活塞，向柱中倒入 70% 乙醇至约柱高的 3/4 处，通过一干燥的玻璃漏斗向柱内慢慢加入中性氧化铝，同时打开活塞，控制流出液的速度为 1 滴/秒，并用橡皮塞轻轻敲打色谱柱下部，使氧化铝在柱内沉降填装得均匀紧密，装柱至 3/4 高度即可，放出上方多余的溶剂，直至吸附剂上方的溶剂液面高度不超过 1cm 为止。然后放入一片小圆滤纸覆盖在柱内氧化铝表面。操作时自始至终不能使液面低于氧化铝表面。

（2）上样　当柱内溶剂液面流至接近滤纸面时，立即沿柱壁加入待分离样品溶液（亚甲蓝和荧光黄的乙醇混合液），同时打开活塞，当此溶液流至接近滤纸面时，立即用少量溶剂洗下管壁的有色物质，洗涤时注意少量多次地进行（2～3 次），直至有色物质完全进入吸附柱内，吸附剂上方溶剂变为无色为止，方可大量加入洗脱剂进行洗脱。

（3）洗脱　用配好的 70% 乙醇洗脱，控制洗脱液流出速度，随着洗脱的进行，柱内出现色带。用锥形瓶收集蓝色的亚甲蓝溶液，当蓝色溶液收集完以后，等柱内 70% 乙醇恰好流到滤纸面时，加入 2% 的氨水作为洗脱剂，收集黄绿色的荧光黄溶液，直到其完全被洗出。整个过程都应有洗脱剂覆盖在吸附剂上方。

## 五、实训说明

（1）薄层板的制备要厚薄均匀，表面平整光洁，务必保持干燥。

（2）点样时，各样点间距 1.5～2.0cm，控制好原点直径，并且注意点样量，太少结果不明显，太多容易拖尾。

（3）装柱时，吸附剂要填装得致密紧实，无气泡。上样量不可过大，一般为填料体积的 1/5 左右。

## 六、实训思考

（1）薄层色谱和纸色谱中的 $R_f$ 值表示什么？

（2）为什么点样品时所用毛细管要专管专用？

（3）标记"起始线"位置时，能否用钢笔或圆珠笔？为什么？

（4）柱子中若有气泡或装填不均匀，将给分离造成什么样的结果，如何避免？

（5）为什么极性大的组分要用极性较大的溶剂洗脱？

# 目标检测

## 一、单项选择题

1. 液体混合物的分离常用（　　）

  A. 沉淀法　　　　B. 萃取法　　　　C. 分馏法　　　　D. 结晶法

2. 萃取法中所加的萃取溶剂要求（　　）

  A. 对欲萃取成分易溶　　　　　　B. 与含此成分的原有溶液不相溶

  C. 二者均是　　　　　　　　　　D. 二者均非

3. 从中药的水提取液中萃取亲水性成分的溶剂是（　　）

  A. 乙醇　　　　　B. 正丁醇　　　　C. 丙酮　　　　D. 乙醚

4. 属于非极性吸附剂是（　　）

  A. 氧化铝　　　　B. 氧化镁　　　　C. 硅胶　　　　D. 活性炭

5. 分离和精制固体成分用（　　）

  A. 分馏法　　　　B. 萃取法　　　　C. 升华法　　　　D. 结晶法

6. 利用各成分沸点之差分离用（　　）

  A. 盐析法　　　　B. 萃取法　　　　C. 结晶法　　　　D. 分馏法

7. 利用分配系数不同分离用（　　）

  A. 盐析法　　　　B. 萃取法　　　　C. 分馏法　　　　D. 结晶法

8. 萃取法实验室使用的装置是（　　）

  A. 索氏提取器　　B. 回流装置　　　C. 蒸馏装置　　　D. 分液漏斗

9. 萃取时易发生乳化现象的是（　　）

  A. 简单萃取法　　　　　　　　　B. 逆流连续萃取法

  C. 二者均是　　　　　　　　　　D. 二者均不是

10. 纸色谱是以滤纸作（　　）的一种层析方法

  A. 展开剂　　　　B. 吸附剂　　　　C. 支持剂　　　　D. 固定相

11. 纸色谱属于（　　）

  A. 吸附层析　　　　　　　　　　B. 分配层析

  C. 离子交换层析　　　　　　　　D. 凝胶层析

12. 无吸附作用，只用来固定某种溶剂的物质是（　　）

  A. 展开剂　　　　B. 支持剂　　　　C. 吸附剂　　　　D. 固定相

13. 硅胶的吸水量超过（　　）时，吸附力极弱，一般不作为吸附剂，而作为分

配色谱中的支持剂

　　A. 8%　　　　　　B. 12%　　　　　C. 17%　　　　　D. 25%

14. 显色后，各成分在薄层板上（　　）的相对位置常用 $R_f$ 值来表示

　　A. 原点　　　　　B. 斑点　　　　　C. 起始线　　　　D. 溶剂前沿

15. 大分子成分与小分子成分的相互分离可用（　　）

　　A. 吸附色谱　　　　　　　　　　B. 分配色谱

　　C. 离子交换色谱　　　　　　　　D. 凝胶色谱

## 二、多项选择题

1. 结晶法精制固体成分时，要求（　　）

　　A. 溶剂对欲结晶的成分应热时溶解度大，冷时溶解度小

　　B. 溶剂对欲结晶的成分应热时溶解度小，冷时溶解度大

　　C. 溶剂对杂质应冷、热时均不溶

　　D. 溶剂对杂质应冷、热时均溶

　　E. 粗结晶加热溶解，趁热过滤后的母液要迅速降温

2. 乙醇沉淀法可以沉淀下列（　　）

　　A. 葡萄糖　　　　　　B. 淀粉　　　　　　　C. 树脂

　　D. 黏液质　　　　　　E. 蛋白质

3. 下列能与中性醋酸铅产生沉淀的是（　　）

　　　　A　　　　　　　　　　　　　　B

　　　　C　　　　　　　　　　　　　　D

4. 从中药的水提取液中萃取亲脂性成分，宜选用（　　）

　　A. 乙醇　　　　　　　B. 甲醇　　　　　　　C. 正丁醇

　　D. 苯　　　　　　　　E. 三氯甲烷

5. 能使分子大小不同的成分相互分离的方法是（　　）

　　A. 透析法　　　　　　B. 盐析法　　　　　　C. 结晶法

　　D. 凝胶色　　　　　　E. 离子交换色谱

## 三、思考题

下列化合物用纸色谱分离，以正丁醇－冰醋酸－水（4∶1∶5上层）为展开剂，

比较其 $R_f$ 值大小，并说明理由。

A　　　　　　　　　B　　　　　　　　　C

（聂仁宇）

书网融合……

📱 微课　　　📋 划重点　　　📅 自测题

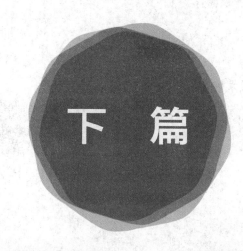

# 下 篇

# 应用篇——提取分离应用技术

**学习目标**

**知识要求**

1. **掌握**  苷的结构通式和溶解性。
2. **熟悉**  苷的结构分类、水解性、检识反应及提取分离。
3. **了解**  含氰苷类成分的常用中药的主要化学成分、质量控制成分、毒性成分（包括毒性机制）、生物活性和使用注意等。

**能力要求**

学会苷类的理化检识操作。

📑**实例分析**

**实例**  中药苦杏仁用于治疗咳嗽气喘、胸满痰多、肠燥便秘。但是未经炮制的野生苦杏仁忌食，否则易出现氢氰酸中毒。氢氰酸来自苦杏仁中含有的苦杏仁苷，苦杏仁苷在酶和酸作用下，可水解为葡萄糖、苯甲醛和剧毒的氢氰酸。苦杏仁炮制后破坏酶，保存苷类成分。苦杏仁用量在5～10g，内服不宜过量，以免中毒。

**讨论**  1. 苦杏仁苷是怎样从苦杏仁中提取出来的？
　　　　2. 苷类有哪些理化性质？
　　　　3. 还有哪些中药含有类似的化学成分？

**第一节  认识苷**

PPT

　　苷类在自然界广泛存在，尤其在高等植物中分布最多，可以包括几乎所有类型的天然化合物，只要分子中有羟基，都有可能和糖缩合成苷而存在于植物界。不同类型的苷在植物中的分布情况也不一样，如黄酮苷在近200个科属的植物中都有分布，强心苷则主要分布于玄参科、夹竹桃科等十几个科属中。苷类可分布于植物的各个部位，对多数中药而言，根及根茎往往是苷类分布的一个重要部位。苷类多具有广泛的生理活性，是很多中药的有效成分之一。如黄芩中的黄芩苷有抗菌消炎作用，大黄中蒽醌苷类有泻下作用，桔梗、远志中的皂苷有镇咳祛痰作用等。

　　苷又称配糖体，是由糖或糖的衍生物与另一非糖物质通过糖的端基碳原子连接而成的化合物。苷中的非糖部分称苷元，又称配糖基。苷元与糖之间的连接键叫作苷键，苷键上的原子称为苷键原子。苷的结构表达通式为：

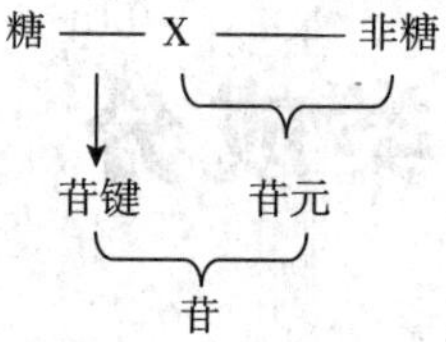

糖 —— X —— 非糖

↓

苷键　苷元

苷

（注：X—代表苷键原子）

## 一、苷的结构类型

苷的结构类型很多，可依据不同的分类方式进行分类。如依据苷元的结构可分为黄酮苷、蒽醌苷、香豆素苷等；依据苷在植物体内是原本存在的还是水解后失去部分糖生成的，可分为原生苷和次生苷；依据苷元上连接的糖的种类可分为单糖苷、二糖苷等；依据苷元上连接的糖链的数目，可分为单糖链苷、二糖链苷等；依据苷键原子不同，可分为氧苷、硫苷、氮苷和碳苷，其中氧苷最为常见。根据氧苷的苷元不同，氧苷又可分为醇苷、酚苷、氰苷、酯苷和吲哚苷。苷的结构类型见表4-1，氧苷的结构类型见表4-2。

表4-1　苷的结构类型

| 类型 | 结构特征 | 活性成分实例 |
| --- | --- | --- |
| 氧苷<br>（O-苷） | 氧苷通常是由糖的端基羟基与苷元的羟基（或羧基）脱水缩合而成。形成苷键的原子为氧。如红景天苷、天麻苷 | 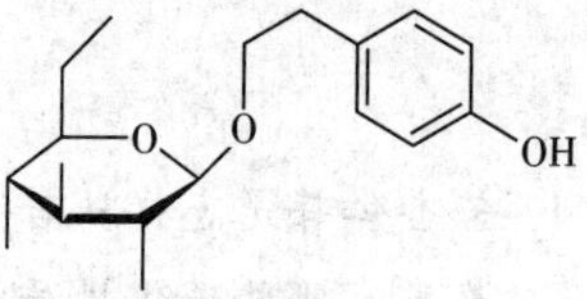 <br>红景天苷 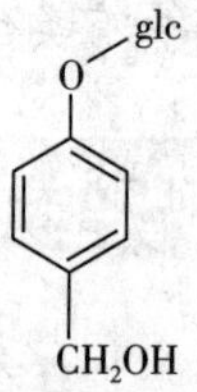<br>天麻苷 |
| 硫苷<br>（S-苷） | 硫苷可看成是由糖的端基羟基与苷元上的巯基（-SH）脱水缩合而成，形成苷键的原子为硫。但硫苷水解后的苷元却不含巯基，而多为异硫氰酸的酯类，一般都有特殊的气味。如黑芥子苷 | 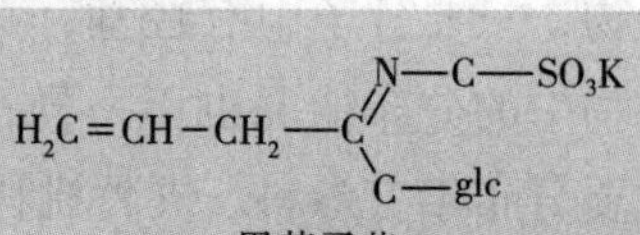 <br>黑芥子苷 |
| 氮苷<br>（N-苷） | 氮苷是由糖的端基碳直接与苷元上的氮原子相连的苷。如巴豆苷 | 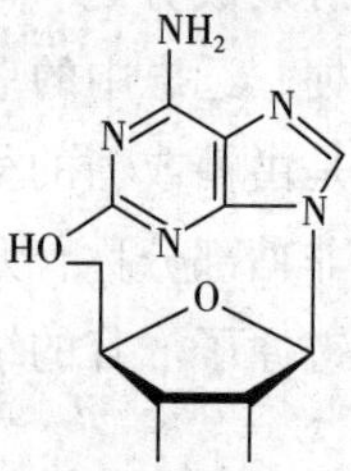 <br>巴豆苷 |

续表

| 类型 | 结构特征 | 活性成分实例 |
|---|---|---|
| 碳苷<br>（C–苷） | 碳苷是由糖的端基碳直接与苷元上的碳原子相连的苷。如芦荟苷 | 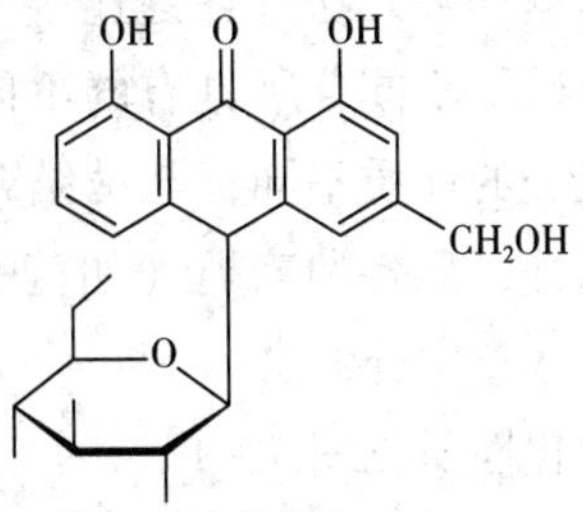 芦荟苷 |

表4–2 氧苷的结构类型

| 类型 | 结构特征 | 活性成分实例 |
|---|---|---|
| 醇苷 | 通过苷元醇羟基与糖端基羟基脱水而成的苷。如有治疗肝炎作用的龙胆苦苷、有致适应原作用的红景天苷、有抗菌杀虫作用的毛茛苷等 | 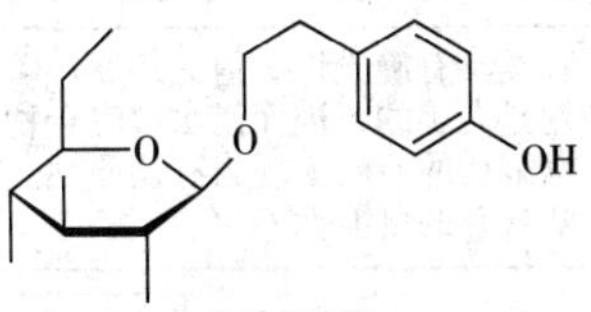 红景天苷 |
| 酚苷 | 通过酚羟基而成的苷，如苯酚苷、萘酚苷、蒽醌苷、香豆素苷等。如具有镇静作用的天麻苷 | 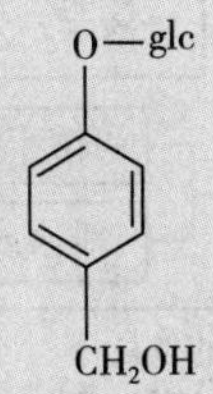 天麻苷 |
| 氰苷 | 主要是指一类具有α–羟基腈的苷，氰苷多数为水溶性，不易结晶，容易水解，尤其有酸和酶催化时水解更快，生成很不稳定的苷元α–羟腈，迅速分解为醛和氢氰酸，而在碱性条件下苷元容易发生异构化。如苦杏仁、桃仁、郁李仁中的有效成分苦杏仁苷 | 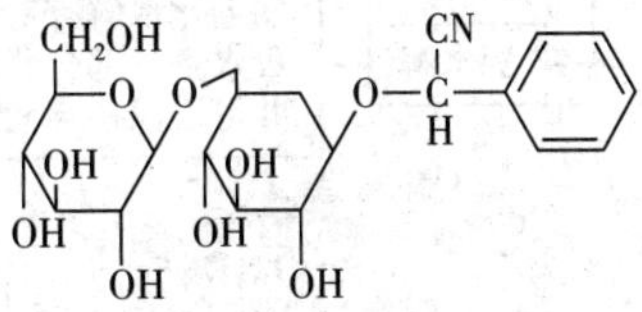 苦杏仁苷 |
| 酯苷 | 通过苷元羧基与糖缩合而成的苷。如山慈姑中具有抗真菌作用的山慈姑苷A和B。酯苷同时具有缩醛的性质及酯的性质，易被稀酸和稀碱所水解 | 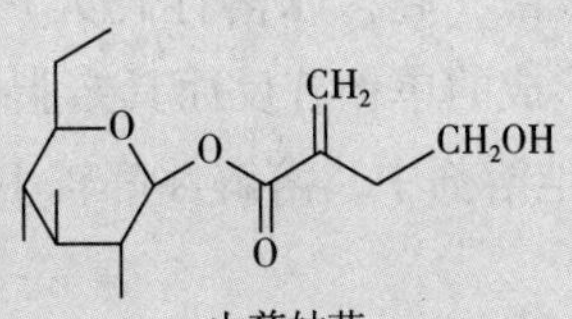 山慈姑苷 |
| 吲哚苷 | 是由苷元吲哚醇中的羟基与糖缩合而成。如蓼蓝中特有的靛苷 | 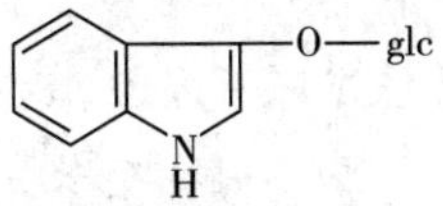 靛苷 |

## 二、理化性质

苷是由糖和苷元通过苷键连接而成的，其中糖部分和苷键决定了苷的通性，而苷元部分则决定了不同苷所具有的不同特性。中药中许多类型的成分均能与糖成苷，由于各类型成分的性质不同，与糖结合成苷后，也就表现为各自不同的性质。本章仅介绍苷类的通性，而各种苷类（如黄酮苷、蒽醌苷、香豆素苷、皂苷等）的不同特性将在本书其他各章中介绍。

苷的理化性质见图4-1。

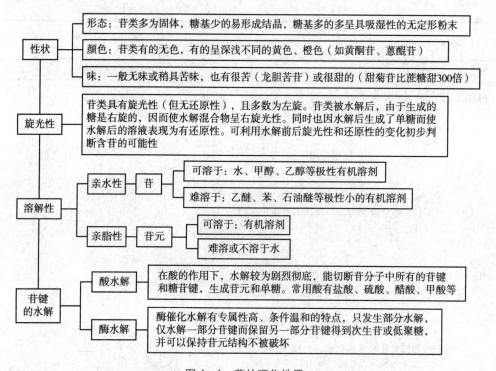

图4-1 苷的理化性质

注意：苷类的溶解性还与苷元的分子大小、苷元上极性基团的多少（越多水溶性越大）、糖基的数目（越多水溶性越大）和糖基的性质等因素有关。一些大分子苷元（甾醇、萜醇）形成的单糖苷反而具亲脂性，溶于低极性有机溶剂。而C-苷无论在水溶性溶剂还是其他溶剂中，溶解性都较小。

你知道吗
_____

### 苷的酸水解注意事项及影响因素

一般苷类在稀酸条件下即可发生酸水解，对某些难水解的苷往往需较剧烈的水解条件（如酸的浓度提高，加热时间延长），但这样又易使苷元发生结构变化。为避免此现象，可采用二相水解反应，即预先在反应混合液中加入与水不相混溶的有机溶剂（如苯），使水解释放出的苷元能迅速转溶于有机层，从而避免其在酸水中停留时间过长而被破坏。

　　另外，苷类酸水解的难易与苷键原子的种类等多种因素有关。酸水解由易至难顺序为：N－苷＞O－苷＞S－苷＞C－苷。

　　苷的酶水解注意事项如下。

　　1. 糖与糖之间的连接键称为糖苷键，也属于广义的苷键。

　　2. 酶水解由于反应温和，故只能切断部分苷键而保留另一部分苷键。

　　3. 原生苷指原存于植物体内的苷。

　　4. 次生苷指原生苷经部分水解（酶水解）去掉部分糖生成的含糖较少的苷。

　　5. 酶水解有专属性，即某种酶往往只能水解某一种或某一类苷键。只不过有的专属性强，有的专属性弱。如麦芽糖酶专使 α 葡萄糖苷键水解；苦杏仁酶是一种 β 葡萄糖苷水解酶；纤维素酶也是 β 苷水解酶。

　　6. 酶的活性受到环境因素影响较大，如 pH 值、温度、水分等。

## 三、检识反应

　　苷由苷元与糖通过苷键结合而成，因此苷的检识包括糖的检识和苷元的检识两个方面。其中苷元的检识方法随苷元的结构类型不同有很大差别，这将在后续各章陆续介绍。本章仅讨论糖的检识。📱微课

　　α－萘酚反应（Molish 反应）指在糖或苷的水或乙醇溶液中加入 3% α－萘酚乙醇溶液混合后，沿管壁滴加浓硫酸，使酸层集于下层，则于两液交界处呈现紫色环。

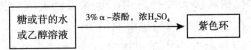

## 第二节　苷类成分的提取与分离

PPT

## 一、提取方法

　　苷类在植物体内常与能够水解其的酶共存，因此原生苷也常常与相应的次生苷共存。中药中的原生苷、次生苷和苷元的性质不同，其提取方法也有较大区别。因此，首先要明确提取对象是原生苷、次生苷，还是苷元。

　　提取原生苷时，首先要破坏或抑制酶的活性，以避免原生苷被酶解。常用方法是：以甲醇、60% 以上乙醇或沸水提取，或在药材中拌入一定量的无机盐（如碳酸钙或硫酸铵）。其次，在提取过程中还要尽量避免与酸或碱接触，以防苷被酸或碱破坏。若药材本身呈一定的酸碱性，可采用适当方法中和，尽可能在中性条件下提取。

　　提取次生苷时，则要利用酶的活性进行酶水解，工业上一般采用发酵法来酶解。可在潮湿状态下，30～40℃保温数天，使原生苷水解为次生苷。

提取苷元时，通常需要用适当的水解方法把糖基全部去掉，但同时又要尽量避免破坏苷元的结构。苷元多属脂溶性成分，可用极性小的溶剂提取。一般方法是先将药材用酸水解，水解液用碱中和至中性，然后用三氯甲烷（或乙酸乙酯、石油醚）提取苷元。有时也可先提取出总苷，再将总苷水解为苷元。

选择溶剂提取时须考虑苷类的溶解性。苷类因含糖基而多有一定的亲水性，但受苷元的结构和所连糖基的种类和数目的不同影响，其溶解性有较大差别，有的水溶性大，有的水溶性小，有的甚至却具亲脂性，故很难有统一的提取方法。若用不同极性的溶剂按极性由小到大的顺序进行提取，则每一部分都可能含有苷。一般常用的方法是：将药材的乙醇提取物顺次以石油醚脱脂、以乙醚或三氯甲烷提出苷元、以乙酸乙酯提出单糖苷或少糖苷、再以正丁醇提出多糖苷。或者最后不用正丁醇，而是用大孔吸附树脂柱色谱来富集、纯化总苷。

## 二、分离方法

经初步提取得到的苷类往往不同程度地混有其他物质，需进一步分离纯化。可利用其溶解性将提取液浓缩所得的提取物选用合适的溶剂溶出所需苷类成分，如某些易溶于碱水而难溶于酸水的酸性苷类如黄酮苷、蒽醌苷，可用碱水萃取提取物，再于萃取液中加入酸，即可使之沉淀析出。还可采用铅盐沉淀法，将酚性物质与非酚性物质分离以及将具邻二酚羟基或羧基的成分与具一般酚羟基的成分分离的特点来分离纯化苷类。

另外，还有能分离大小和形状不同的分子混合物的凝胶过滤法以及近年广泛用于苷类成分分离纯化的大孔树脂法。大孔树脂法是除去苷类成分提取液中的糖和其他水溶性杂质的有效方法，在皂苷的分离纯化中应用更广。

对经初步纯化所得的苷类混合物还可借助柱色谱进行最后的分离来获得单体苷，可利用混合物的不同特性选用不同的色谱载体如硅胶、聚酰胺、活性炭等进行分离。对某些组分复杂的混合物，用一种色谱法难以分离时，也可几种色谱和分离技术相互配合使用。

## 第三节　含氰苷类成分的常用中药

PPT

### 一、苦杏仁

苦杏仁为蔷薇科植物山杏（*Prunus armeniaca* L. var. ansu Maxim.）、西伯利亚杏（*Prunus sibirica* L.）、东北杏［*Prunus mandshurica*（Maxim.）Koehne］或杏（*Prunus armeniaca* L.）的干燥成熟种子，具有降气、止咳平喘、润肠通便等功效，用于治疗咳嗽气喘、胸满痰多、肠燥便秘。

（一）化学成分

苦杏仁中含有苦杏仁苷、苦杏仁酶及脂肪油，同时还含有蛋白质和15种以上的氨基酸，苦杏仁苷是其主要成分，属于氰苷。

《中华人民共和国药典》（以下简称《中国药典》）质量控制成分：以苦杏仁苷为指标成分进行定性鉴别和含量测定，并规定其含量不得低于 3.0%。

### （二）理化性质

苦杏仁苷三水合物为斜方柱状结晶，熔点为 200℃，无水物熔点约 20℃，易溶于沸水，几乎不溶于乙醚。

苦杏仁苷在酶的作用下，能逐步水解去掉分子中的糖。生成的 α–苷元杏仁腈（属 α–羟腈）性质很不稳定，能立即分解释放出氢氰酸，故这类苷有一定毒性。

### （三）生物活性

苦杏仁苷是苦杏仁的主要有效成分，在体内能被肠道微生物酶或苦杏仁本身所含的苦杏仁酶水解，产生氢氰酸、苯甲醛，氢氰酸能抑制呼吸中枢，起到镇咳、平喘作用，可用于治疗咳嗽、痰多。同时，苯甲醛可抑制胃蛋白酶活性，从而影响消化功能。另外苦杏仁中富含脂肪油，能提高肠内容物对黏膜的润滑作用，故能润肠通便。

> **请你想一想**
>
> 苦杏仁在炮制时采用的方法需要加热，加热的主要目的是什么？

### （四）注意问题

苦杏仁苷可被肠道及苦杏仁自身含有的生物酶水解产生氢氰酸，氰离子可与细胞色素氧化酶的三价铁结合，阻断氧化呼吸过程中电子的传递，致使血红蛋白失去携氧能力，最后组织细胞缺氧而窒息。曾有报道成人一次口服 40～60 粒苦杏仁可中毒，50～100 粒可致死，因此使用时应注意。苦杏仁富含脂肪油，能润肠通便，故阴虚便溏者忌用。

## 二、桃仁

桃仁为蔷薇科植物桃 [*Prunus persica*（L.）Batsch.] 或山桃 [*Prunus davidiana*（Carr.）Franch.] 的干燥成熟种子，具有活血祛瘀、润肠通便、止咳平喘等功效。用于治疗经闭痛经、癥瘕痞块、肺痈肠痈、跌扑损伤、肠燥便秘、咳嗽气喘。

### （一）化学成分

桃仁含苦杏仁苷、挥发油、脂肪油；油中主含油酸甘油酯和少量亚油酸甘油酯，另含苦杏仁酶等。

《中国药典》质量控制成分：以苦杏仁苷为指标成分进行定性鉴别和含量测定，并规定其含量不得低于 2.0%。

### （二）理化性质

苦杏仁苷理化性质见苦杏仁项下。

**（三）生物活性**

苦杏仁苷生物活性见苦杏仁项下。桃仁的醇提取物有抗凝血作用及较弱的溶血作用，另有研究表明还有抗炎、抗过敏作用等。

**（四）注意问题**

桃仁味苦甘而性平，入心、肝、大肠经，有活血祛瘀作用，兼有润肠通便之功。月经过多者及孕妇忌用。

## 三、郁李仁

郁李仁为蔷薇科植物欧李（*Prunus humilis* Bge.）、郁李（*Prunus japonica* Thunb.）或长柄扁桃（*Prunus pedunculata* Maxim.）的干燥成熟种子，具有润肠通便、下气利水等功效。用于治疗津枯肠燥、食积气滞、腹胀便秘、水肿、脚气、小便不利。

**（一）化学成分**

黄酮类成分为郁李仁的主要活性成分，包括阿福则林、山奈苷、郁李仁苷等；此外还含有多糖类、氰苷类、水溶性蛋白、脂肪油、皂苷、纤维素和人体必需的微量元素等。

《中国药典》质量控制成分：以苦杏仁苷为指标成分进行定性鉴别和含量测定，并规定其含量不得低于 2.0%。

**（二）理化性质**

苦杏仁苷理化性质见苦杏仁项下。

**（三）生物活性**

苦杏仁苷生物活性见苦杏仁项下。郁李仁所含有的郁李仁苷有强烈泻下作用，所含蛋白成分有抗炎镇痛作用。

**（四）注意问题**

郁李仁有强致泻作用，孕妇忌用。

### 目标检测

**一、单项选择题**

1. 一般来说，苷类不溶于（　　）

　　A. 水　　　　　　B. 乙醇　　　　　C. 三氯甲烷　　　D. 甲醇

2. 苷类一般可溶于（　　）

　　A. 乙醇　　　　　B. 乙醚　　　　　C. 乙酸乙酯　　　D. 三氯甲烷

3. 最易被酸水解的是（　　）

　　A. 碳苷　　　　　B. 氧苷　　　　　C. 硫苷　　　　　D. 氮苷

4. 苷类中最常见的是（　　　）

 A. 碳苷　　　　　　B. 氧苷　　　　　　C. 硫苷　　　　　　D. 氮苷

5. 提取原生苷时，首先要设法破坏或抑制酶的活性。为保持原生苷的完整性，常用的提取溶剂是（　　　）

 A. 乙醇　　　　　　B. 酸性乙醇　　　　C. 酸水　　　　　　D. 碱水

6. Molish 反应的阳性特征是（　　　）

 A. 上层显红色，下层有绿色荧光

 B. 上层有绿色荧光，下层显红色

 C. 两液层交界面呈紫色环

 D. 两液层交界面呈蓝色环

7. 有关苷类性质的叙述，错误的是（　　　）

 A. 有一定亲水性　　B. 多呈左旋光性　　C. 多具还原性　　D. 可被酶、酸水解

8. 根据苷键原子的不同进行分类，下列属于 C – 苷的是（　　　）

 A. 天麻苷　　　　　B. 黑芥子苷　　　　C. 巴豆苷　　　　　D. 芦荟苷

9. 最难水解的苷是（　　　）

 A. 天麻苷　　　　　B. 黑芥子苷　　　　C. 巴豆苷　　　　　D. 芦荟苷

10. 提取次生苷应加入

 A. 沸水　　　　　　B. 乙醇　　　　　　C. 35℃温水　　　　D. 碳酸钙

## 二、多项选择题

1. 下列含有苦杏仁苷的中药材是（　　　）

 A. 柏子仁　　　　　　　　B. 苦杏仁　　　　　　　　C. 郁李仁

 D. 桃仁　　　　　　　　　E. 火麻仁

2. 提取原生苷时，常用的抑酶方法有（　　　）

 A. 甲醇提取　　　　　　　B. 沸水提取　　　　　　　C. 35℃水发酵

 D. 70%乙醇提取　　　　　E. 药材中加入碳酸钙

3. Molish 反应的试剂是（　　　）

 A. α – 萘酚　　　　　　　B. 浓硫酸　　　　　　　　C. 硫酸

 D. β – 萘酚　　　　　　　E. 盐酸

4. 苷元一般具有亲脂性，可溶于（　　　）

 A. 甲醇　　　　　　　　　B. 乙醇　　　　　　　　　C. 乙醚

 D. β苯　　　　　　　　　E. 水

5. 按苷键原子不同，苷可以分为（　　　）

 A. 氮苷　　　　　　　　　B. 氧苷　　　　　　　　　C. 硫苷

 D. 碳苷　　　　　　　　　E. 氰苷

## 三、思考题

1. 解释苷及原生苷。

2. 根据苷键原子不同，苷可以分为哪几类？

3. 用化学方法鉴别下列化合物。

A

B

（周　云）

书网融合……

# 第五章 黄酮类成分

**学习目标**

**知识要求**

1. **掌握** 黄酮类成分的结构特点、与提取分离密切相关的理化性质及重要提取分离方法的原理。
2. **熟悉** 黄酮类成分的结构类型、性质和检识方法。
3. **了解** 含黄酮类成分的常用中药的主要成分及所属结构类型、质量控制成分、生物活性和使用注意等。

**能力要求**

1. 能熟练完成黄酮类成分的提取和分离操作。
2. 学会黄酮类成分的理化检识操作。
3. 练习黄酮类成分的色谱检识操作。

## 实例分析

**实例** 黄芩是我国传统常用中药材，始载于《神农本草经》，其性寒、味苦，具有清热燥湿、泻火解毒、止血、安胎的功效。以新鲜黄芩为材料，分别采用冷浸法、蒸法和焯法三种方法软化加工处理，用高效液相色谱法测定其有效成分含量。结果发现，蒸法和焯法既能软化药材，又可以破坏酶的活性，而冷浸法处理的黄芩表面呈绿色，同时有效成分显著降低。

**讨论** 1. 黄芩中的主要有效成分有哪些？
2. 为什么冷浸法处理的药材会变绿，黄芩中的有效成分发生了怎样的变化？
3. 哪些中药含有类似的化学成分？

## 第一节 认识黄酮

PPT

黄酮类化合物广泛存在于自然界，在我们日常生活中经常接触到的蔬菜、水果中也多有存在。由于此类化合物多呈现黄色，在4位上也多有酮基取代，故称为黄酮。过去曾作为天然染料使用，后来逐渐发现了其医疗价值，这更加引起了人们的重视。含黄酮类成分的中药有黄芩、槐米、葛根、补骨脂、银杏叶、金银花、芫花等。

黄酮类成分在植物体内多以结合态的形式存在，即多与糖结合成苷（黄酮苷），也有以游离态存在的（即游离黄酮或黄酮苷元）。

## 一、结构与分类

黄酮类成分泛指两个苯环（A环与B环）通过三碳链相互连接成的具有 6C－3C－6C

基本骨架的一系列化合物（其中 6C 表示苯环，3C 表示连接两个苯环的中央三碳链）。

黄酮类成分常在 A、B 环上有羟基、甲氧基等取代基。根据两个苯环之间中央三碳链的氧化程度、是否形成 C 环、B 环的连接位置（2 位或 3 位）、3 位有无羟基等情况，将主要的天然黄酮类化合物分为以下几类，见表 5-1。 微课

表 5-1 黄酮类成分的主要结构类型

| 类型 | 基本母核 | 活性成分实例 |
| --- | --- | --- |
| 黄酮类 | | 木犀草素 |
| 黄酮醇类 | | 山柰酚 |
| 二氢黄酮类 | | 橘皮素 |
| 二氢黄酮醇类 | | 二氢桑木素 |
| 异黄酮类 | | 大豆素 |
| 查耳酮类 | | 红花苷 |

续表

| 类型 | 基本母核 | 活性成分实例 |
|------|----------|--------------|
| 花色素类 | 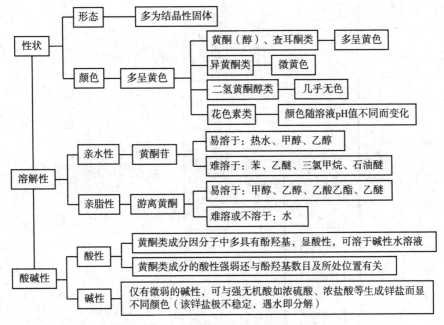 | 飞燕草素 |
| 黄烷醇类 | 黄烷-3-醇<br>黄烷-3，4-二醇 | 儿茶素 |

## 二、理化性质

黄酮类成分的主要理化性质见图5-1。

图5-1 黄酮类成分的主要理化性质

### （一）影响黄酮类成分溶解性的主要因素

黄酮类成分的溶解性还受苷元（苷元上取代基的种类、数目和位置）、糖（糖基的数目和位置）以及分子立体结构等因素的影响，见图5-2。

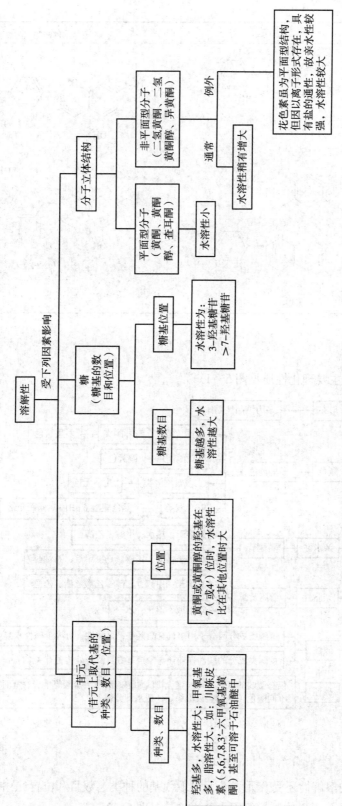

图 5-2　影响黄酮类成分溶解性的主要因素

另外，黄酮类成分的水溶性大小还与黄酮的类型有关，水溶性由大到小的顺序为：花色素类 > 二氢黄酮类 > 异黄酮类 > 黄酮醇类 > 查耳酮类。

> **请你想一想**
> 比较下列化合物的水溶性大小：黄酮；黄酮醇；二氢黄酮；二氢黄酮醇

#### （二）黄酮类成分的酸性强弱规律

酸性强弱不同的黄酮类成分能分别溶于不同 pH 值的碱水液中，且酸性越强，越易溶于碱水。规律如下：

$7，4'$ - 二羟基黄酮 $>7$ 或 $4'$ - 羟基黄酮 > 一般酚羟基黄酮 $>5$ - 羟基黄酮

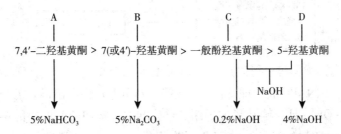

A 酸性最强，可溶于 5% $NaHCO_3$ 及碱性比 5% $NaHCO_3$ 还强的碱水液中。

B 酸性较强，可溶于 5% $Na_2CO_3$ 及碱性比 5% $Na_2CO_3$ 还强的碱水液中。

C 酸性较弱，可溶于 0.2% NaOH 及碱性比 0.2% NaOH 还强的碱水液中。

D 酸性最弱，可溶于 4% NaOH 及碱性更强的碱水液中。

故：可溶于 5% $NaHCO_3$ 水溶液的有：A；可溶于 5% $Na_2CO_3$ 水溶液的有：A、B；可溶于 0.2% NaOH 水溶液的有：A、B、C；可溶于 4% NaOH 水溶液的有：A、B、C、D。

> **请你想一想**
> 比较下列化合物的酸性强弱，并指出哪些能溶于 5% $Na_2CO_3$ 水溶液中？
> $5，2'，4'$ - 三羟基黄酮；$6，2'，4'$ - 三羟基黄酮；$7，2'，4'$ - 三羟基黄酮

### 三、检识反应

**1. 盐酸 - 镁粉（或锌粉）反应**　这是鉴定黄酮类化合物最常用的颜色反应。方法是将样品溶于 1ml 甲醇或乙醇，加入少许镁粉（或锌粉）振摇，滴加几滴浓盐酸，1 ~ 2 分钟内即可显色（必要时可水浴微热）。多数黄酮类化合物（黄酮、黄酮醇、二氢黄酮、二氢黄酮醇）显橙红 ~ 紫红色，少数显紫 ~ 蓝色。若 B 环上有—OH 或—$OCH_3$ 取代，颜色随之加深。但查耳酮、橙酮、儿茶素无此反应，异黄酮除少数外，多不反应。

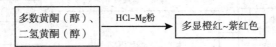

**2. 四氢硼钠反应**　这是检识二氢黄酮（醇）类专属性较高的颜色反应，能生成红 ~

紫红色物质。方法是将 0.1ml 样品的乙醇溶液加于试管，再加等量 2% NaBH$_4$ 的甲醇液，1 分钟后，加浓盐酸或浓硫酸数滴，显紫红色。

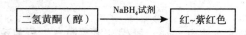

二氢黄酮（醇）　—NaBH$_4$试剂→　红~紫红色

**3. 三氯化铝反应**　黄酮分子中若有 3 – 羟基、4 – 羰基，或有 5 – 羟基、4 – 羰基，或有邻二酚羟基，即可与三氯化铝发生阳性反应。将样品的乙醇溶液和 1% 三氯化铝乙醇液在滤纸、薄层或试管中进行反应，生成的络合物多呈黄色，置紫外灯下见鲜黄色荧光，但 4′ – 羟基黄酮醇或 7，4′ – 二羟基黄酮醇显天蓝色荧光。

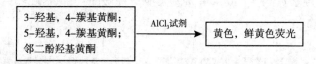

3-羟基，4-羰基黄酮；
5-羟基，4-羰基黄酮；　—AlCl$_3$试剂→　黄色，鲜黄色荧光
邻二酚羟基黄酮

**4. 锆盐 – 枸橼酸反应**　可以用来检识黄酮类化合物分子中 3 – OH 与 5 – OH 的有无。方法是向样品的甲醇液中加 2% 二氯氧锆（ZrOCl$_2$）甲醇溶液，若出现黄色，说明有 3 – OH 或 5 – OH，且与锆盐形成了络合物。再加 2% 枸橼酸的甲醇溶液，若黄色不减退，说明有 3 – OH 或 3，5 – 二羟基；若黄色显著减退，说明无 3 – OH，但有 5 – OH。因 3 – 羟基、4 – 羰基的锆络合物与 5 – 羟基、4 – 羰基的锆络合物相比，前者对酸更稳定，后者易被弱酸分解而退色。

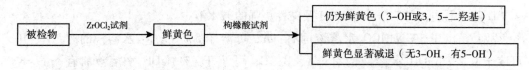

被检物　—ZrOCl$_2$试剂→　鲜黄色　—枸橼酸试剂→　仍为鲜黄色（3-OH或3，5-二羟基）
　　　　　　　　　　　　　　　　　　　　　　　鲜黄色显著减退（无3-OH，有5-OH）

**5. 醋酸镁反应**　可进行纸斑反应，将样品的乙醇溶液点于滤纸上，喷 1% 醋酸镁甲醇溶液，加热干燥后，于紫外灯下观察，二氢黄酮、二氢黄酮醇类显天蓝色荧光（若有 5 – OH，色泽更明显），黄酮、黄酮醇及异黄酮类则显黄~橙黄~褐色。

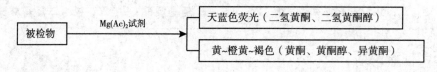

被检物　—Mg(Ac)$_2$试剂→　天蓝色荧光（二氢黄酮、二氢黄酮醇）
　　　　　　　　　　　　　　黄~橙黄~褐色（黄酮、黄酮醇、异黄酮）

**6. 硼酸显色反应**　黄酮类化合物分子中有 $=\!C\!-\!C\!-\!C\!-\!C\!-$（OH，O）结构时，即 5 – 羟基黄酮、2′ – 羟基查耳酮，能在酸性条件下与硼酸反应显亮黄色。通常在草酸存在条件下反应呈黄色并有绿色荧光，而在枸橼酸丙酮存在的条件下，只显黄色但无荧光。

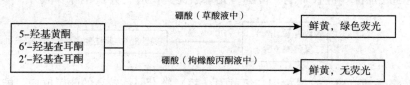

5-羟基黄酮
6′-羟基查耳酮　—硼酸（草酸液中）→　鲜黄，绿色荧光
2′-羟基查耳酮　—硼酸（枸橼酸丙酮液中）→　鲜黄，无荧光

**7. 碱性试剂显色反应**　黄酮类化合物与碱性试剂的反应常因化合物类型不同而呈不同的颜色现象。通过纸斑反应观察颜色变化情况，有助于鉴别黄酮类成分。在纸斑反应中，所用的碱性试剂如果是碳酸钠或氢氧化钠水溶液，颜色变化较稳定持久；若是用氨蒸气熏处理后发生的颜色变化则不稳定，易褪色。

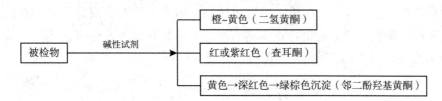

黄酮类成分主要检识反应汇总见表 5-2。

表 5-2　黄酮类成分的检识反应

| 检识反应 | 检识对象 | 检识试剂 | 检识现象 |
|---|---|---|---|
| 盐酸-镁粉反应 | 多数黄酮（醇）、二氢黄酮（醇） | HCl-Mg 粉 | 多显橙红~紫红色 |
| 四氢硼钠反应 | 二氢黄酮（醇） | $NaBH_4$ 试剂 | 红~紫红色 |
| 三氯化铝反应 | 3-羟基，4-羰基黄酮；5-羟基，4-羰基黄酮；邻二酚羟基黄酮 | $AlCl_3$ 试剂 | 黄色，鲜黄色荧光 |
| 锆盐-枸橼酸反应 | 3-OH 或 3,5-二 OH<br>无 3-OH，有 5-OH | 先加 $ZrOCl_2$ 试剂，后加枸橼酸试剂 | 仍为鲜黄色<br>鲜黄色显著减退 |
| 醋酸镁反应 | 二氢黄酮、二氢黄酮醇<br>黄酮、黄酮醇、异黄酮 | $Mg(Ac)_2$ 试剂 | 天蓝色荧光<br>黄~橙黄~褐色 |

## 第二节　黄酮类成分的提取与分离

**你知道吗**

### 黄酮类成分的分布及主要生物活性

黄酮类成分是一类具有广泛开发前景的天然药物，对其研究已成为国内外医药界研究的热门话题。这类化合物主要分布于高等植物，尤其是被子植物，如唇形科、玄参科、菊科、芸香科、豆科等，存在于植物的根、茎、叶、花及果实中。由于其分布广泛且经实验证明有广泛的生理活性（包括对心血管系统的作用以及抗菌抗病毒、抗癌、抗氧化、抗炎、抗衰老等方面的作用），因此，近年来国内外对黄酮类成分的研究逐步深入。合理开发与应用含黄酮类成分的中药，必将为医疗、康复和保健等行业的发展提供不竭的动力。

## 一、提取方法

黄酮类成分主要依据其溶解性和酸碱性进行提取，无论是亲水性的黄酮苷，还是亲脂性的游离黄酮，大部分在乙醇或甲醇的溶液中溶解性都较强，因此在不明确成分时，可用醇提取法；黄酮苷在热水中溶解度高，确定主要有效成分为黄酮苷的药材，可采用沸水提取法；黄酮类化合物多具有酸性，依据其酸性，也可选用碱水提取法。具体方法见图 5 – 3。

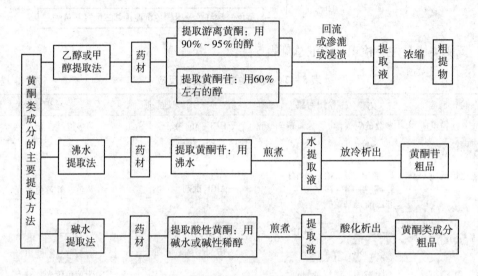

图 5 – 3　黄酮类成分的主要提取方法

碱水提取法的依据及注意事项如下。

**1. 依据**　黄酮类成分的分子中多具有酚羟基，显酸性，可溶于碱性水溶液中。其碱水提取液酸化后，游离状态的黄酮及水溶性较小的黄酮苷可沉淀析出。利用其易溶于碱水难溶于酸水的性质在实际工作中可用碱溶酸沉法提取此类黄酮成分。该法适于提取有酸性而又难溶于冷水的黄酮类成分，如芦丁、橙皮苷。

**2. 注意事项**　提取时常用的碱水有碳酸钠、氢氧化钠、氢氧化钙水溶液等。其中稀氢氧化钠水溶虽然浸出能力较大，但浸出的杂质也较多。氢氧化钙水溶液（即石灰水）的优点是提取液中杂质（果胶、黏液质等）少，有利于纯化处理。用碱水提取时，还需注意碱的浓度不宜过高，以免在强碱条件下加热时破坏黄酮类化合物母核。加酸酸化时，酸性也不宜过强，否则会导致已析出的黄酮类成分因成盐而重新溶解，降低产品收率。若欲提取的成分含有邻二酚羟基，需加硼酸进行保护。

## 二、分离方法

黄酮类成分的主要分离方法见图 5 – 4。

你知道吗

## 沸水提取法的特点

沸水提取法经济安全，适用于工业化生产，尤其适用于提取在冷、热水中溶解度相差较大的黄酮苷，如从槐米中提取芦丁。但提取液中水溶性杂质也较多。

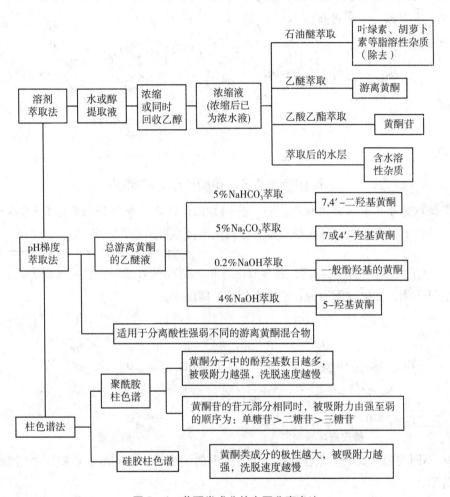

图5-4 黄酮类成分的主要分离方法

### （一）聚酰胺对化合物的吸附力强弱

1. 当分子中酚-OH 数目相同时，吸附力还与酚-OH 所处位置有关：若酚-OH所处位置易形成分子内氢键，则其与聚酰胺形成氢键的能力减弱，被吸附力减小，易被洗脱。

（1）3-OH 或 5-OH 易与 4-酮基形成分子内氢键，故聚酰胺对 3-OH 黄酮或5-OH 黄酮的吸附力小于羟基处于其他位置的黄酮。

（2）邻二酚羟基之间易形成分子内氢键，故聚酰胺对其吸附力小于间二酚羟基或对二酚羟基。

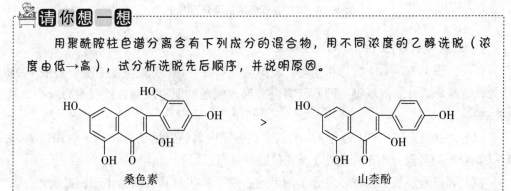

（3）当酚－OH与其他基团形成分子内氢键时，聚酰胺对其吸附力也会减弱。如被吸附力：大豆素＞卡来可新。

大豆素　＞　卡来可新

你知道吗

### 聚酰胺色谱法分离黄酮类成分的原理

聚酰胺分子中有很多酰胺基，能与黄酮类化合物分子中的酚羟基形成氢键而将其吸附，该法利用聚酰胺对混合物中各成分的吸附力不同而分离。

2. 分子内芳香化程度越高，共轭双键越多，则吸附力越强，故被吸附力为：查耳酮＞二氢黄酮，如被吸附力为：橙皮查耳酮＞橘皮素。

橙皮查耳酮　＞　橘皮素

3. 不同类型的黄酮类化合物被吸附力强弱的顺序为：黄酮醇＞黄酮＞二氢黄酮醇＞异黄酮。

请你想一想

　　用聚酰胺柱色谱分离含有下列成分的混合物，用不同浓度的乙醇洗脱（浓度由低→高），试分析洗脱先后顺序，并说明原因。

桑色素　＞　山奈酚

PPT

# 第三节 药材实例

## 一、黄芩中黄酮类成分的提取与分离

黄芩为唇形科植物黄芩（*Scutellaria baicalensis* Georgi）的根，具有清热燥湿、泻火解毒、止血等功效。主要用于治疗急性扁桃体炎、急性支气管炎、急性咽炎、痢疾等疾病。

### （一）黄芩的主要成分与性质

从黄芩中分离出的黄酮类化合物有黄芩苷、黄芩素、汉黄芩苷、汉黄芩素、木蝴蝶素 A 等。其中黄芩苷是主要有效成分，其含量也最高，可达 4.0% ~ 5.2%。

《中国药典》质量控制成分：以黄芩苷、黄芩素、汉黄芩素为指标成分进行定性鉴别，并以黄芩苷为指标成分进行含量测定，规定含黄芩苷不得少于 9.0%。

黄芩苷

黄芩素

汉黄芩苷

汉黄芩素

黄芩苷为淡黄色针晶，熔点为 223℃，几乎不溶于水、乙醚、苯、三氯甲烷，难溶于甲醇、乙醇、丙酮，可溶于热乙酸，易溶于碱性溶液，溶于碱水及氨水初显黄色，不久则变为黑棕色。黄芩苷遇三氯化铁显绿色，遇乙酸铅生成橙红色沉淀。

黄芩苷是黄芩的主要有效成分，具有抗菌、消炎作用。此外，黄芩苷还有降低转氨酶的作用。黄芩素的磷酸酯钠盐可用于治疗过敏、喘息等疾病。

### （二）黄芩苷的提取与分离

你知道吗
_____

#### 黄芩苷的其他提取与分离方法

从黄芩中提取分离黄芩苷还可用 60% 的乙醇回流提取，回收乙醇后加水稀释，酸化即得。

　　黄芩苷在稀酸条件下较稳定，如在2%硫酸水溶液中不能发生水解，当酸的浓度加大、温度升高至110℃时则可水解。

　　有报道用超滤法一次提取黄芩苷，选用截留相对分子量为6000～20000的超滤膜，严格控制pH（酸化时pH为1.5，碱溶时pH为7.0）、温度等，得率可达6.93%～7.68%。较传统工艺高出近一倍。

　　黄芩苷分子中的糖是葡萄糖醛酸，有羧基，酸性较强，在植物体内多与镁离子成盐，且黄芩苷的镁盐水溶性较大，故可用水为溶剂提取。水提取液经酸化处理，黄芩苷盐又转化为有游离羧基的黄芩苷，因难溶于水而沉淀析出，沉淀物用碱溶酸沉法除去杂质可得到黄芩苷粗品，继而用乙醇重结晶使粗品得以进一步精制和纯化。工艺流程如下。

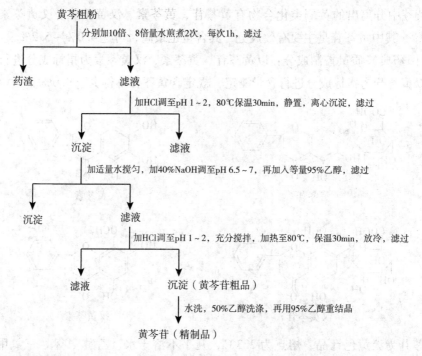

### （三）注意问题

　　黄芩苷易被共存的酶水解能生成黄芩素，黄芩素分子中具有邻三酚羟基，性质不稳定，在空气中易被氧化为醌类而显绿色，这是中药材黄芩因保存或炮制不当易变为绿色的原因。所以在贮藏、加工炮制及提取过程中，应注意防止黄芩苷的酶解和氧化。黄芩一旦变绿，有效成分即被破坏，质量随之降低。

## 二、槐花中黄酮类成分的提取与分离

　　槐花为豆科植物槐（*Sophora japonica* L.）的干燥花及花蕾，前者习称"槐花"，后者习称"槐米"，具有凉血止血、清肝泻火等功效，可用于治疗便血、痔血、吐血、血痢、崩漏、肝热目赤、头痛眩晕。

## （一）槐米的主要成分与性质

槐米中的成分有芦丁、槲皮素、皂苷、白桦脂醇、槐二醇以及槐米甲、槐米乙、槐米丙素和黏液质等。主要有效成分为芸香苷，又称芦丁。近代研究表明，槐米中芸香苷的含量可高达 23.5%，但花蕾开放后含量大大降低，可降低至 13%。

《中国药典》质量控制成分：以芦丁为指标成分进行定性鉴别和含量测定，规定含总黄酮以芦丁计，槐花不得少于 8.0%，槐米不得少于 20.0%；含芦丁槐花不得少于 6.0%，槐米不得少于 15.0%。

芦丁有维生素 P 样作用，能降低毛细血管的通透性和脆性，保持及恢复毛细血管的正常弹性，防止动脉硬化。在临床上用于治疗毛细血管脆性增加引起的出血症及高血压的辅助治疗剂，如用于防治脑溢血、高血压、视网膜出血和出血性紫癜等。此外还有抗炎、抗病毒作用和抗辐射、抗自由基作用。

芸香苷（芦丁）

芦丁为淡黄色的粉末或细微针状结晶，常含 3 分子结晶水，加热至 185℃ 以上熔融继而分解。在冷水中溶解度为 1∶10000，沸水中为 1∶200，冷乙醇中为 1∶650，沸乙醇中为 1∶60，可溶于丙酮、乙酸乙酯、吡啶和碱性溶液，不溶于石油醚、苯、三氯甲烷及乙醚。

## （二）槐米中芦丁的提取与分离

芦丁分子中具有多个酚羟基，有一定酸性，易溶于碱液，酸化后又可析出，因此可用碱溶酸沉法提取芦丁。但芦丁分子中含有邻二酚羟基，性质不太稳定，易氧化分解而变为暗褐色，在碱性条件下更易被氧化，故用碱性溶液加热提取芦丁时，可加入少量硼砂，以达到保护邻二酚羟基的目的。工艺流程如下。

槐米粉末

↓ 加约6倍量水及适量硼砂，在搅拌下加入石灰乳至pH 8～9，微沸20～30min，注意维持该pH条件并随时补充失去的水分，趁热抽滤，药渣加4倍量水，同法再提取1次

槐米初提物

↓ 在60～70℃下，加浓盐酸调至pH 5，静置，抽滤，水洗至洗液呈中性，60℃干燥

芦丁粗品

↓ 热水或乙醇重结晶

芦丁精制品

### 芦丁的其他提取和分离方法

从槐米中提取芦丁还可利用其易溶于沸水难溶于冷水的性质，用沸水提取，将提取液放冷析出粗芸香苷，再用水或乙醇重结晶得精制品。

### （三）注意问题

芦丁还可用于护肤抗衰老（抗辐射、抗自由基作用）、用作食品抗氧剂和色素（主要用于饮料、糕点、肉类加工品、水产加工品等），但长时间暴露在空气中，含量会有所降低。

## 三、银杏叶中黄酮类成分的提取与分离

### （一）银杏叶的主要成分与性质

银杏叶为银杏科植物银杏（*Ginkgo biloba* L.）的干燥叶，有活血化瘀、通络止痛、敛肺平喘、化浊降脂的作用，能预防心脑血管疾病，用于治疗冠心病、心绞痛、高脂血症等疾病。

银杏叶所含成分复杂，以黄酮类化合物为主，包括单黄酮类、双黄酮类和儿茶素类等。其中单黄酮类主要有槲皮素、山柰酚、木犀草素、异鼠李素及其苷类；双黄酮类主要有银杏双黄酮（银杏素）、异银杏双黄酮、去甲银杏双黄酮、金松双黄酮等。

《中国药典》质量控制成分：以银杏内酯 A、银杏内酯 B、银杏内酯 C 和白果内酯为指标成分进行定性鉴别，以总黄酮醇苷和萜类内酯为指标成分进行含量测定，要求总黄酮醇苷不得少于 0.4%（以槲皮素、山柰酚和异鼠李素为对照品）；萜类内酯不得少于 0.25%（以银杏内酯 A、银杏内酯 B、银杏内酯 C 和白果内酯为对照品）。

银杏中的黄酮类成分有扩张血管、增加冠脉及脑血流量的作用，是治疗心脑血管疾病的有效药物，因而倍受国内外关注。现多用其总提取物（以黄酮类化合物为主）。

槲皮素

银杏双黄酮 $R_1=R_2=CH_3$ $R_3=R_4=H$
异银杏双黄酮 $R_1=R_3=CH_3$ $R_2=R_4=H$
去甲银杏双黄酮 $R_1=CH_3$ $R_2=R_3=R_4=H$
金松双黄酮 $R_1=R_2=R_3=CH_3$ $R_4=H$

### （二）银杏叶中总黄酮的提取与分离

银杏叶中的总黄酮可用中等浓度的乙醇回流提取，提取液浓缩后加水即可沉淀除

去水不溶性杂质，再将滤液上大孔吸附树脂，水洗脱除去水溶性杂质，再用乙醇洗下所需的黄酮类成分，收集乙醇洗脱液，经减压浓缩，再喷雾干燥，即得银杏总黄酮。工业化生产中大多采用这种方法，提取液用树脂纯化是最常采用的方法。工艺流程如下。

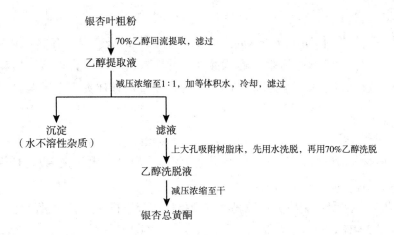

你知道吗

### 银杏总黄酮的其他提取和分离方法

银杏叶总黄酮的提取工艺研究较多，还可用丙酮提取法、超临界流体萃取法等。

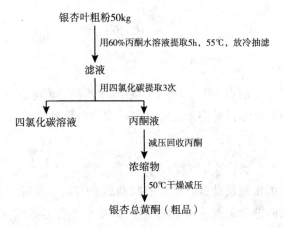

目前，二氧化碳超临界（SFE－$CO_2$）提取技术已成功地用于提取银杏叶中的黄酮类成分，而且既能保持产品天然特性，又不存在有机溶剂残留的问题。

### （三）注意问题

银杏叶制剂能抑制血小板激活因子，长期服用会抑制血小板的凝聚功能，增加大脑出血的危险，特别是一些患有老年性血管硬化等疾病的患者更不宜长期大量服用，而且不能够和其他的同样具有抗血小板凝聚功能的药物如阿司匹林等一起服用，以免引起出血性疾病。另外，有实邪者忌用。

PPT

## 第四节　含黄酮类成分的常用中药

### 一、葛根

本品为豆科植物［*Pueraria lobata*（Willd.）Ohwi］的干燥根。有解肌退热、生津止渴、透疹、升阳止泻、通经活络、解酒毒等多种功效。用于治疗外感发热头痛、高血压颈项强痛、冠心病心绞痛、早期突发性耳聋、强直性脊柱炎、中风偏瘫、泄泻、口渴等病症。

#### （一）化学成分

葛根主要含异黄酮类化合物，主要有大豆素、大豆苷、大豆素-7，4′-二葡萄糖苷及葛根素、葛根素-7-木糖苷。

《中国药典》质量控制成分：以葛根素为指标成分进行鉴别和含量测定。规定含葛根素不得少于2.4%。

| | | |
|---|---|---|
| 大豆素 | 大豆苷 | 葛根素 |

#### （二）理化性质

大豆苷为无色针晶，熔点239～240℃，易溶于乙醇、热水。大豆素为无色针状晶体，265℃升华，320℃分解，易溶于乙醇。葛根素为白色针状结晶，熔点为187℃（分解），易溶于乙醇。

#### （三）生物活性

葛根总黄酮具有扩张冠状动脉，增加冠状动脉血流量以及降低心肌耗氧量等作用。葛根素有明显的降低血糖和阻断 α 受体作用；大豆素具有类似罂粟碱的解痉作用；大豆素、大豆苷及葛根素均能缓解高血压患者的头痛症状。现代医学研究表明，葛根中的异黄酮类化合物对高血压、高血脂、高血糖和心脑血管疾病有一定疗效。

#### （四）注意问题

葛根素注射剂偶可见急性血管内溶血的不良反应，建议对本品过敏或过敏体质者禁用。

### 二、陈皮

本品为芸香科植物橘（*Citrus reticulate* Blanco）及其栽培变种的干燥成熟果皮，药材分为"陈皮"和"广陈皮"。有理气健脾、燥湿化痰的功效，用于治疗脘腹胀满、食少吐泻、咳嗽痰多。

### （一）化学成分

陈皮中主要含有黄酮类、挥发油、生物碱等成分。黄酮类化合物主要有橙皮苷、新橙皮苷、柚皮苷、芸香柚皮苷以及多甲氧基黄酮类化合物等，其中橙皮苷是由橙皮素与芸香糖连接而成，属二氢黄酮类。陈皮中含挥发油 2% ~4%，油中主要成分为D-柠檬烯、β-松油烯、β-月桂烯、β-伞花烯、β-蒎烯等。陈皮中的生物碱类成分主要是辛弗林和 N-甲基酪胺。

《中国药典》质量控制成分：以橙皮苷为指标成分对陈皮进行定性鉴别和含量测定，规定陈皮含橙皮苷不得少于 3.5%；广陈皮含橙皮苷不得少于 2.0%，含川陈皮素和橘皮素的总量不得少于 0.42%。

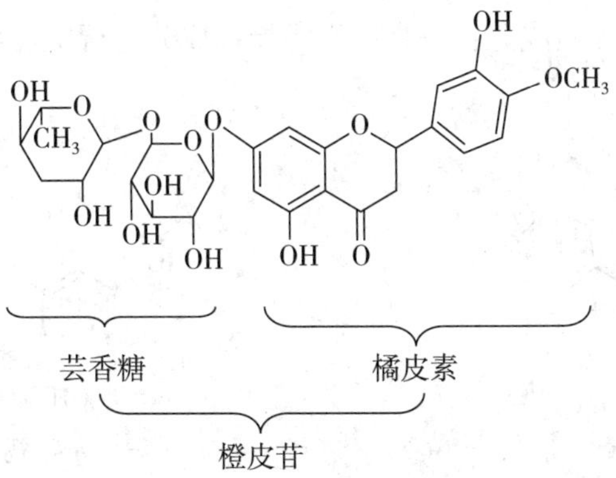

芸香糖　　　　橘皮素

橙皮苷

### （二）理化性质

橙皮苷几乎不溶于冷水，在乙醇或热水中溶解度较大，可溶于吡啶、甘油、乙酸或稀碱溶液。不溶于稀矿酸、三氯甲烷、丙酮、乙醚或苯。与三氯化铁、金属盐类反应显色或生成沉淀，与盐酸-镁粉反应呈紫红色。橙皮苷属二氢黄酮类，在碱性水溶液中其 γ-吡喃酮环容易开裂，生成黄色的橙皮查耳酮苷，酸化后又环合成原来的橙皮苷而沉淀析出。

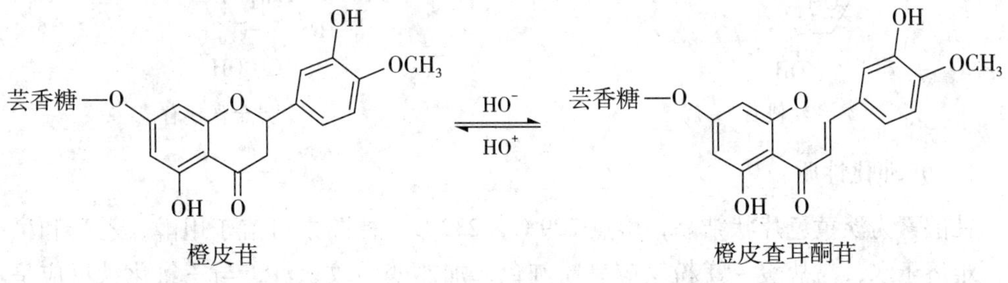

橙皮苷　　　　　　　　　　　橙皮查耳酮苷

### （三）生物活性

橙皮苷具有和芦丁相同的用途，也有维生素 P 样功效，可作为心血管系统、消化系统用药。陈皮中的黄酮类化合物有清除自由基、羟氧化基及抗氧化的能力。研究发现，橙皮中特有的多甲氧基类黄酮成分有明显的抑制肿瘤作用。橙皮苷的抗脂质氧化作用能防止因紫外线而引起的皮肤癌和红斑，为开发研究防晒化妆品提供了天然原料。

## 三、满山红

本品为杜鹃花科植物（*Rhododendron dauricum* L.）的干燥叶。有止咳祛痰功效，用于治疗咳嗽、气喘痰多。

### （一）化学成分

满山红中已分离出的成分有杜鹃素、8-去甲基杜鹃素、山奈酚、槲皮素、杨梅素、金丝桃苷、异金丝桃苷（除杜鹃素是二氢黄酮类成分，其他几个均属黄酮醇类）以及牻牛儿酮、薄荷醇和α-桉叶醇、β-桉叶醇、γ-桉叶醇等。其中杜鹃素是祛痰的有效成分。

《中国药典》质量控制成分：以杜鹃素为指标成分进行定性鉴别和含量测定，规定含杜鹃素不得少于 0.080%。

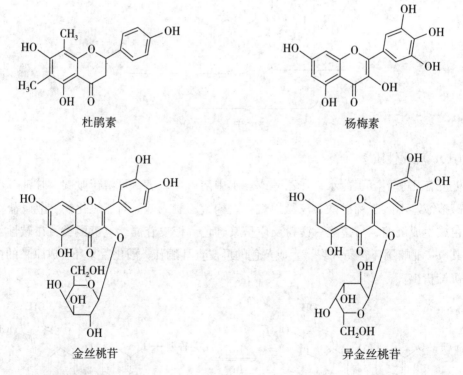

杜鹃素　　　　　　　　　　　杨梅素

金丝桃苷　　　　　　　　　　　异金丝桃苷

### （二）理化性质

杜鹃素为淡黄色片状结晶，熔点 229℃～232℃。杜鹃素可溶于甲醇、乙醚和稀碱液，难溶于水，与盐酸-镁粉反应呈粉红色，加热变为玫瑰红，与三氯化铁反应呈草绿色。

### （三）生物活性

杜鹃素是祛痰成分，临床用于治疗慢性支气管炎。直接作用于呼吸道黏膜，具有促进纤毛运动，增强气管、支气管机械清除异物的功能，可使痰内酸性糖蛋白纤维断裂，唾液酸含量下降，使痰黏度下降，痰液变稀，易于咳出，同时使痰量逐渐减少。对慢性气管炎病人的祛痰效果确切，疗效持久、稳定，使痰液量明显减少，黏稠度降低，症状减轻。临床主要用于治疗慢性支气管炎所致的痰多黏稠等。

**（四）注意问题**

临床上服用满山红的水溶性粗提取物有轻度短期降压作用，部分患者服用后可引起心率减慢，使用时应注意。

# 实训二　槐米中芸香苷（芦丁）的提取精制与检识

## 一、实训目的

1. 掌握用碱溶酸沉法从槐米中提取芸香苷，并进行精制和水解的操作技术。
2. 会用化学法检识芸香苷。
3. 练习用色谱法检识芸香苷。

## 二、实训原理

利用芸香苷分子中含有酚羟基，有酸性，遇碱成盐而溶于碱水，酸化后因其难溶于酸水而沉淀析出。利用芸香苷易溶于热水、难溶于冷水的性质进行精制。

## 三、实训材料

**1. 设备**　电炉、托盘天平、500ml 烧杯、量筒、玻璃棒、移液管、纱布、温度计、滴管、抽滤装置、研钵、250ml 圆底烧瓶、冷凝管、水浴锅、pH 试纸、色谱层析滤纸、紫外灯、展开筒、试管、试管架。

**2. 药品**　槐米粗粉、浓盐酸、蒸馏水、0.4% 硼砂、石灰乳、2% 硫酸、95% 乙醇、氢氧化钡、葡萄糖标准品水溶液、鼠李糖标准品水溶液、正丁醇、醋酸、芦丁标准品、槲皮素标准品、氨水、三氯化铝、浓硫酸、α–萘酚、氢氧化钠、碳酸氢钠、碳酸钠、镁粉、苯胺–邻苯二甲酸、醋酸镁。

## 四、实训步骤

**1. 芸香苷的提取**　称取槐米粗粉 20g，置 500ml 烧杯中，加入 0.4% 硼砂沸水溶液 200ml，在搅拌下加石灰乳，调至 pH 为 8~9，加热微沸 20 分钟（注意保持 pH 为 8~9），并随时补充因加热而蒸发掉的水分，趁热用四层纱布滤过。滤渣重复再提取一次，合并两次滤液。滤液在 60~70℃ 用浓盐酸调至 pH 为 5 左右，静置过夜使沉淀完全，抽滤，沉淀用蒸馏水洗 2~3 次至中性，抽干，置空气中晾干，得芸香苷粗品。

**2. 芸香苷的精制** 称一定重量的粗品，按约 1 : 200 的比例悬浮于蒸馏水中，煮沸10 分钟使其全部溶解，趁热抽滤，滤液放置，冷却析晶，抽滤。沉淀置空气中晾干或60 ~ 70℃干燥，得精制芸香苷。

**3. 芸香苷的水解** 取芸香苷 1g，研细后置于 250ml 圆底烧瓶中，加入 2% 硫酸溶液 100ml，直火微沸回流约 40 分钟，有黄色沉淀析出，放冷抽滤，滤液保留作糖检查，沉淀用少量水洗去酸，抽干水分，晾干，然后用乙醇（95% 乙醇约 15ml）重结晶即得精制槲皮素。

**4. 鉴定**

（1）**酸性试验** 芸香苷 1mg 于试管中，加水 2ml 振摇，观察溶解情况。向试管中加入 1% 氢氧化钠溶液 2ml，振摇后，溶液应呈黄色，观察溶解情况是否发生了变化，再加盐酸数滴，摇匀，溶液应由澄清变为浑浊或有沉淀析出。

（2）**Molish 反应** 取芸香苷少许置于小试管中，加乙醇 0.5ml，加 10% α - 萘酚溶液 1ml 振摇使溶解，倾斜试管，沿管壁徐徐加入浓硫酸约 0.5ml，静置。观察两层溶液界面的变化，应出现紫色环。以同法试验槲皮素，比较两者有何不同现象。

（3）**镁粉 - 盐酸反应** 取芸香苷 1mg 于试管中，加乙醇 1 ~ 2ml，水浴加热溶解，加镁粉约 50mg，滴加几滴浓盐酸，溶液应由黄色变为红色。槲皮素用同法试验，观察现象。

（4）**三氯化铝反应** 取芸香苷 1mg 于试管中，加乙醇 1 ~ 2ml，水浴加热溶解，加入 1% 三氯化铝甲醇溶液 2 ~ 3 滴，呈鲜黄色，槲皮素用同法试验，观察现象。

（5）**醋酸镁反应** 取芸香苷 1mg 于试管中，加乙醇 1 ~ 2ml，水浴加热溶解，加1% 醋酸镁甲醇溶液 2 ~ 3 滴，呈黄色荧光反应。槲皮素用同法试验，观察现象。

（6）**芸香苷及槲皮素的纸色谱鉴定** 样品：①自制芸香苷乙醇液；②自制槲皮素乙醇液。对照品：①芸香苷标准品乙醇液；②槲皮素标准品乙醇液。支持剂：色谱滤纸（中速 15cm × 7cm）。展开剂：①正丁醇 - 醋酸 - 水（4 : 1 : 1）；②15% 醋酸水溶液。显色剂：①先在可见光下观察斑点颜色，然后在紫外灯下观察斑点颜色；②喷三氯化铝试剂后再观察。

（7）**糖的纸色谱鉴定** 样品：取上述实训步骤 3 中芸香苷水解后滤液 20ml，搅拌下加入饱和的氢氧化钡水溶液中和至 pH 为 7，滤除沉淀，滤液浓缩至 1 ~ 2ml，即得样品液，供纸色谱点样用。对照品：葡萄糖标准品水溶液、鼠李糖标准品水溶液。支持剂：色谱滤纸（中速 15cm × 7cm）。展开剂：正丁醇 - 醋酸 - 水（4 : 1 : 5，上层）。显色剂：苯胺 - 邻苯二甲酸试剂喷雾，105℃烘 10 分钟，显棕色或棕红色斑点。

## 五、实训说明

1. 加入石灰乳使 pH 至 8 ~ 9，既可以达到碱溶解芸香苷的目的，又可以避免槐米中的黏液质等多糖类杂质被提取出。但 pH 值不能过高，碱处理时间尽量要短，否则易破坏黄酮类成分。

2. 加入硼砂是由于芸香苷分子中的邻二酚羟基，性质不太稳定，暴露在空气中能缓缓氧化变为暗褐色，在碱性条件下更容易被氧化分解，而硼酸能保护邻二酚羟基。但其价格较高，工业上常用较大量的石灰加少量硼砂结合使用，既能减少杂质溶出，又能保护邻二酚羟基不致遭到破坏。

3. 用浓盐酸调节 pH 为 4~5 时，pH 值不可过低，即酸性不可过强，否则会降低芸香苷的收率。

4. 提取时也可以不加碱，直接用沸水提取，收率也比较高，但杂质较多。

## 六、实训思考

用碱溶酸沉法提取芸香苷时，为什么要注意碱水提取时碱性不可过强，加酸酸化时酸性也不可过强？

## 目标检测

### 一、单项选择题

1. 以离子状态存在的是（　　）
   A. 黄酮　　　　　　B. 二氢黄酮　　　　C. 异黄酮　　　　D. 花色素

2. 一般情况下，为无色化合物的是（　　）
   A. 黄酮　　　　　　B. 黄酮醇　　　　　C. 异黄酮　　　　D. 二氢黄酮

3. 区别 3，5 – 二羟基黄酮与 7，4′ – 二羟基黄酮可用（　　）
   A. 盐酸 – 镁粉反应　　　　　　　　B. 醋酸镁反应
   C. 四氢硼钠反应　　　　　　　　　D. 二氯氧锆 – 枸橼酸反应

4. 可溶于 $NaHCO_3$ 水溶液的黄酮苷元可能具有（　　）
   A. 5 – OH　　　　B. 7 – OH　　　　C. 4 – OH　　　　D. 7，4′ – 二羟基

5. 不溶于 5% $NaHCO_3$ 而溶于 5% $Na_2CO_3$ 水溶液的是（　　）
   A. 黄芩素　　　　B. 山奈酚　　　　C. 二者均可　　　　D. 二者均不可

6. 既溶于 5% $NaHCO_3$ 又溶于 5% $Na_2CO_3$ 水溶液的是（　　）
   A. 黄芩素　　　　B. 槲皮素　　　　C. 二者均可　　　　D. 二者均不可

7. 盐酸 – 镁粉反应呈阳性的是（　　）
   A. 山奈酚　　　　B. 槲皮素　　　　C. 二者均可　　　　D. 二者均不可

8. 四氢硼钠反应呈阳性的是（　　）
   A. 木犀草素　　　B. 山奈酚　　　　C. 二者均可　　　　D. 二者均不可

9. 加入二氯氧化锆甲醇溶液形成黄色络合物，再加入枸橼酸后黄色消退的是（　　）
   A. 二氢黄酮　　　B. 5 – 羟基黄酮　　C. 黄酮醇　　　　D. 7 – 羟基黄酮

10. 5，7，2′，4′，6′ – 五羟基黄酮结构中，酸性最弱的羟基是（　　）
    A. 5 位　　　　　B. 7 位　　　　　C. 2′ 位　　　　D. 4′ 位

## 二、多项选择题

1. 下列黄酮类化合物能溶于5%碳酸钠水溶液的有（　　）

A. 7，4′-二羟基黄酮　　B. 5-羟基黄酮　　　　C. 7-羟基黄酮

D. 4′-羟基黄酮　　　　E. 一般酚羟基黄酮

2. 能发生盐酸-镁粉反应的化合物有（　　）

A. 黄芩素　　　　　　B. 槲皮素　　　　　　C. 红花苷

D. 橙皮素　　　　　　E. 大豆素

3. 四氢硼钠反应可检出的成分是（　　）

A. 黄酮　　　　　　　B. 黄酮醇　　　　　　C. 二氢黄酮

D. 二氢黄酮醇　　　　E. 查耳酮

4. 总黄酮的提取可用的方法是（　　）

A. 甲醇提取　　　　　B. 乙醇提取　　　　　C. 碱溶酸沉

D. 聚酰胺色谱　　　　E. pH梯度萃取

5. 下列中药中，主要成分属于黄酮类化合物的有（　　）

A. 槐米　　　　　　　B. 黄连　　　　　　　C. 黄芩

D. 黄柏　　　　　　　E. 银杏

## 三、思考题

1. 黄芩苷几乎不溶于水，为什么仍然用水为溶剂提取？黄芩苷的提取工艺中为何用碱溶酸沉法处理沉淀物？

2. 银杏叶中的黄酮类成分在提取工艺中是如何除去水溶性杂质的？

3. 用碱溶酸沉法从槐米中提取芸香苷的原理是什么？提取时要注意什么问题？为什么？

（张馨方）

书网融合……

微课　　　　　　划重点　　　　　　自测题

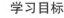

## 第六章 醌类成分

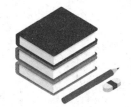

学习目标

知识要求

1. **掌握** 蒽醌类成分的结构特点、与提取分离密切相关的理化性质和重要提取分离方法。

2. **熟悉** 醌类成分的结构类型、性质和检识方法。

3. **了解** 含醌类成分的常用中药的主要成分及所属结构类型、质量控制成分、生物活性和使用注意等。

能力要求

1. 能熟练完成蒽醌类成分的提取和分离操作。

2. 学会蒽醌类成分的理化检识操作。

3. 练习蒽醌类成分的色谱检识操作。

### 实例分析

**实例** 大黄是我国的四大中药之一，以其泻热通便、破积行瘀、解毒止痛的功效被历代医家所称道，汉代张仲景的《伤寒杂病论》中共有36个含有大黄的方剂。大黄性味苦寒，药性峻烈，素有"将军"之称。现代药理学研究证明，大黄中具有泻下作用的成分属于醌类。

**讨论** 1. 大黄中的成分可分为哪几类，是怎样从大黄中提取出来的？

2. 蒽醌类物质有哪些理化性质？

3. 还有哪些中药含有类似的化学成分？

醌类化合物广泛存在于自然界，除具有医疗价值以外，还常被添加到护肤化妆品中，能有效抑制日光中的紫外线，防止色素沉着，保持皮肤白皙。含醌类成分的中药如大黄、虎杖、茜草、番泻叶、芦荟、丹参、紫草、何首乌和决明子等。

醌类成分在植物体内以游离形式（称为游离醌或醌苷元）或与糖结合成苷（称为醌苷）的形式存在。

## 第一节 认识醌类

PPT

### 一、结构与分类

醌类化合物是一类具有醌式结构的化学成分，主要分为苯醌、萘醌、菲醌和蒽醌四种类型，母核上多具有酚羟基、甲氧基、甲基、异戊烯基等。苯醌、萘醌、菲醌主要结构类型见表6-1。

表6－1　醌类成分的主要结构类型

| 类型 | 基本母核 | 活性成分实例 |
| --- | --- | --- |
| 苯醌类 | 对苯醌　　邻苯醌 | 信筒子醌 |
| 萘醌类 | α-(1,4)萘醌　　β-(1,2)萘醌 | 胡桃醌 |
| 菲醌类 | 邻菲醌 | 丹参酮Ⅱ$_A$　R$_1$＝CH$_3$，R$_2$＝H<br>丹参酮Ⅱ$_B$　R$_1$＝CH$_2$(OH)，R$_2$＝H<br>羟基丹参酮Ⅱ$_A$　R$_1$＝CH$_3$，R$_2$＝OH |
|  | 对菲醌 | 丹参新醌甲　R＝CH$\overset{\text{CH}_3}{\underset{\text{CH}_2\text{OH}}{}}$<br>丹参新醌乙　R＝CH$\overset{\text{CH}_3}{\underset{\text{CH}_3}{}}$<br>丹参新醌丙　R＝CH$_3$ |

以上为苯醌、萘醌、菲醌的基本母核及结构类型，蒽醌类成分的基本母核如下。

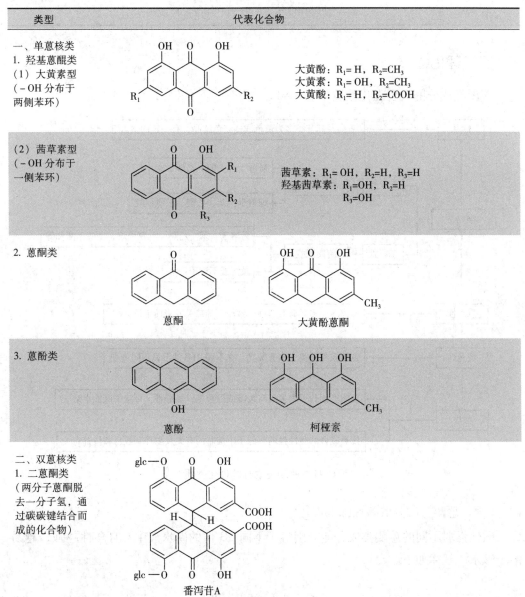

α位-1，4，5，8位
β位-2，3，6，7位
meso(中位)-9，10位

蒽醌

　　天然存在的蒽醌类成分在蒽醌母核上常有羟基、羟甲基、甲基、甲氧基和羧基取代。蒽醌苷大多为氧苷，但有的为碳苷，如芦荟苷。蒽醌类化合物分为单蒽核类和双蒽核类两大类，其主要结构类型见表 6 - 2。

表 6 - 2　蒽醌类成分的主要结构类型

| 类型 | 代表化合物 |
| --- | --- |
| 一、单蒽核类<br>1. 羟基蒽醌类<br>（1）大黄素型<br>（-OH 分布于<br>两侧苯环） | 大黄酚：$R_1$= H，$R_2$=$CH_3$<br>大黄素：$R_1$= OH，$R_2$=$CH_3$<br>大黄酸：$R_1$= H，$R_2$=COOH |
| （2）茜草素型<br>（-OH 分布于<br>一侧苯环） | 茜草素：$R_1$=OH，$R_2$=H，$R_3$=H<br>羟基茜草素：$R_1$=OH，$R_2$=H<br>　　　　　　$R_3$=OH |
| 2. 蒽酮类 | 蒽酮　　　　　　大黄酚蒽酮 |
| 3. 蒽酚类 | 蒽酚　　　　　　柯桠素 |
| 二、双蒽核类<br>1. 二蒽酮类<br>（两分子蒽酮脱<br>去一分子氢，通<br>过碳碳键结合而<br>成的化合物） | 番泻苷A |

续表

| 类型 | 代表化合物 |
|------|-----------|
| 2. 二蒽醌类<br>（蒽醌类脱氢缩合或二蒽酮类氧化而成） | 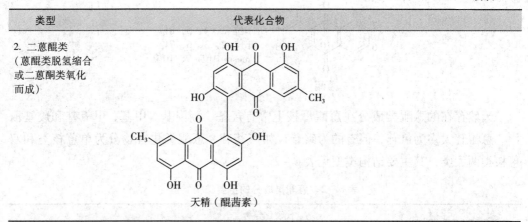<br>天精（醌茜素） |

## 二、理化性质

蒽醌类成分的主要理化性质见图 6 – 1。

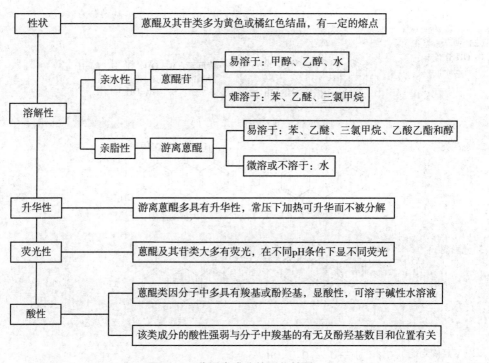

图 6 – 1　蒽醌类成分的理化性质

### （一）蒽醌类成分的酸性强弱规律

酸性强弱不同的蒽醌类成分能分别溶于不同 pH 值的碱水液中，且酸性越强，越易溶于碱水。规律如下。

含-COOH ＞ 2个或2个以上β-OH ＞ 1个β-OH ＞ 2个或2个以上α-OH ＞1个α-OH

A B C D

5%NaHCO₃ 5%Na₂CO₃ 1%NaOH 5%NaOH

A 酸性最强，可溶于 5% $NaHCO_3$ 及碱性比 5% $NaHCO_3$ 还强的碱水液中。B 酸性较强，可溶于 5% $Na_2CO_3$ 及碱性比 5% $Na_2CO_3$ 还强的碱水液中。C 酸性较弱，可溶于 1% NaOH 及碱性比 1% NaOH 还强的碱水液中。D 酸性最弱，可溶于 5% NaOH 及碱性更强的碱水液中。

故可溶于 5% $NaHCO_3$ 水溶液的有：A；可溶于 5% $Na_2CO_3$ 水溶液的有：A、B；可溶于 1% NaOH 水溶液的有：A、B、C；可溶于 5% NaOH 水溶液的有：A、B、C、D。

## 请你想一想

（1）下列化合物的酸性强弱顺序是什么？

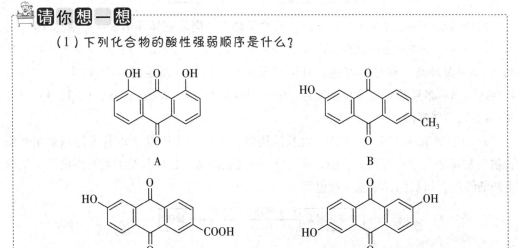

（2）比较下列化合物的酸性强弱，并指出哪些能溶于 5%的碳酸钠水溶液？

1,4,7-三羟基蒽醌；1,5-二羟基-3-羧基蒽醌；1,8-二羟基蒽醌

## 三、检识反应

**1. 菲格尔反应（Feigl 反应）** 醌类衍生物（包括苯醌、萘醌、菲醌及蒽醌）在碱性条件下经加热能迅速与醛类及邻二硝基苯反应生成紫色化合物。

苯醌、萘醌、菲醌、蒽醌 —醛类，邻二硝基苯 / 碱液→ 紫色化合物

**2. 无色亚甲蓝反应** 无色亚甲蓝溶液为苯醌及萘醌的专用显色剂。此反应可在纸色谱（PC）或薄层色谱（TLC）上进行，样品在白色背景上与无色亚甲蓝乙醇溶液反应呈现蓝色斑点，可借此与蒽醌类化合物区别。

苯醌、萘醌 —无色亚甲蓝乙醇溶液 / PC或TLC→ 蓝色斑点

**3. 碱液显色反应（Bornträger 反应）**　羟基蒽醌及其苷类遇碱液变为红或紫红色。加酸酸化则红色消失，再加碱液又显红色。但蒽酚、蒽酮、二蒽酮类化合物则需氧化形成羟基蒽醌后才能显红色。

$$
\boxed{羟基蒽醌类} \xrightarrow{\text{碱液}} \boxed{红\sim 紫红色}
$$

**4. 醋酸镁反应**　羟基蒽醌类可与 0.5% 醋酸镁甲醇或乙醇溶液形成有色络合物。本反应很灵敏，并且由于羟基的位置不同，与醋酸镁反应能生成不同颜色的络合物。利用这一性质，不仅可以检识羟基蒽醌类，还可以初步判断羟基所处的位置。显色反应的条件是蒽醌母核上至少有一个 α - 羟基或者有邻二酚羟基。

$$
\boxed{羟基蒽醌类} \xrightarrow{\text{Mg（Ac）}_2\text{试剂}} \boxed{显色}
$$

醋酸镁反应的最终颜色与羟基位置的关系如下：同环或异环单 α - 羟基类（1 - 羟基；1，8 - 二羟基）显橙红色。间位双羟基类（1，3 - 二羟基；1，3，8 - 三羟基；1，3，6，8 - 多羟基）显橙至红色。对位双羟基类（1，4 - 二羟基；1，4，8 - 三羟基；1，4，5，8 - 多羟基）显紫至紫红色。邻位双羟基类（1，2 - 二羟基；1，2，4 - 三羟基；1，2，3 - 多羟基）显蓝紫色。

**5. 对亚硝基 - 二甲苯胺反应**　此反应用于鉴定 9 位或 10 位无取代的羟基蒽酮类化合物，尤其是 1，8 - 二羟基蒽酮，可与 0.1% 对亚硝基 - 二甲苯胺的吡啶溶液反应呈现不同的颜色，如紫色、绿色、蓝色等。

$$
\boxed{羟基蒽酮类} \xrightarrow{\text{对亚硝基-二甲苯胺}} \boxed{显色}
$$

醌类成分的主要检识反应汇总见表 6 - 3。

表 6 - 3　醌类成分的主要检识反应

| 检识反应 | 检识对象 | 检识试剂 | 检识现象 |
| --- | --- | --- | --- |
| 菲格尔反应（Feigl 反应） | 苯醌类、萘醌类、菲醌类、蒽醌类 | 醛类、邻二硝基苯 | 紫色 |
| 无色亚甲蓝显色试验 | 苯醌类、萘醌类 | 无色亚甲蓝乙醇溶液 | 在 PC 或 TLC 上显蓝色斑点 |
| 碱液显色反应 | 羟基蒽醌类 | 碱性溶液 | 多呈橙、红、紫红及蓝色 |
| 醋酸镁反应 | 羟基蒽醌类 | 醋酸镁甲醇溶液 | 显色（具体颜色与羟基位置有关） |
| 对亚硝基 - 二甲苯胺反应 | 蒽酮类 | 对亚硝基 - 二甲苯胺 | 紫绿蓝等色 |

你知道吗

### 蒽醌类成分的分布及主要生物活性

蒽醌类成分具有多方面的生物活性，重要的是致泻和抗菌作用。这类成分在中药中较为常见，如豆科的番泻叶、决明子，百合科的芦荟，茜草科的茜草。特别是在蓼科植物中广泛存在，如大黄属、酸模属、蓼属等。重要的药用植物如大黄、虎杖、何首乌等中更为常见。除此之外，在低等植物地衣类和菌类的代谢产物中也有存在。

## 第二节 蒽醌类成分的提取与分离

PPT

### 一、提取方法

#### （一）有机溶剂提取法

常用甲醇或乙醇作为溶剂，加热回流提取，游离蒽醌和蒽醌苷均可被提取出来。浓缩后再依极性或酸碱性不同进行初步分离。

若只需提取游离蒽醌，则可以用稀硫酸将药材中的蒽醌苷水解为游离蒽醌，然后用亲脂性有机溶剂（如苯）提取。

#### （二）碱溶酸沉法

具有酚羟基或羧基的游离蒽醌类成分有一定酸性，可用碱溶酸沉法进行提取。加碱液使其成盐溶于水，再加酸酸化使其游离而沉淀析出。提取工艺流程如下。

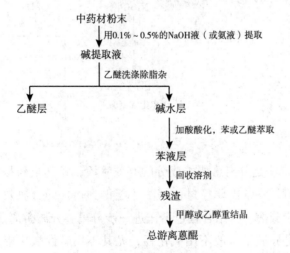

### 二、分离方法

#### （一）蒽醌苷与游离蒽醌的分离

将含有蒽醌类化合物的乙醇提取液浓缩后，加水稀释，用三氯甲烷等亲脂性有机溶剂反复萃取，游离蒽醌因具亲脂性转溶于三氯甲烷中，而蒽醌苷仍留于水层。需要注意的是游离的羟基蒽醌类在三氯甲烷、乙醚及苯等亲脂性有机溶剂中的溶解度并不大，因此需要反复多次萃取才行。

另外，具有羧基的羟基蒽醌类及其苷，往往与植物体内的镁、钾、钠、钙等离子结合成盐而存在。故，即便是游离蒽醌，由于以盐的形式存在，也难溶于低极性有机溶剂。为了使这类游离蒽醌顺利转溶于三氯甲烷，需预先加酸酸化使羧基全部游离，再进行提取。

**（二）游离羟基蒽醌的分离**

**1. pH 梯度萃取法**　pH 梯度萃取法是分离游离蒽醌的常用方法。分离流程如下。

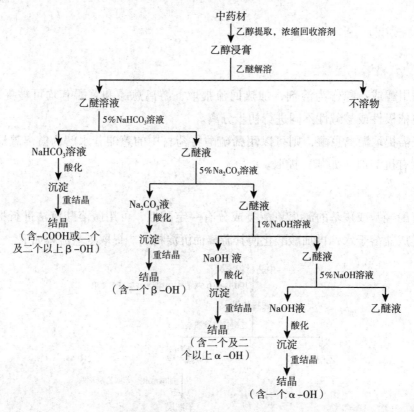

**2. 色谱法**　色谱法是分离蒽醌类成分的有效手段，尤其当药材中含有一系列结构相近的蒽醌类成分时，常常需要经过色谱法才能得到很好的分离效果。一般都先用经典方法对其进行初步分离，再结合柱色谱作进一步分离。分离游离羟基蒽醌类成分时，常用的吸附剂主要是硅胶，一般不用氧化铝，尤其不用碱性氧化铝，以避免与酸性的蒽醌类成分发生不可逆吸附而难以洗脱。

另外，游离的羟基蒽醌类含酚羟基，故有时也可采用聚酰胺色谱法。

**（三）蒽醌苷类的分离**

蒽醌苷类因其分子中含糖，故极性较大，水溶性较强，分离精制较困难，故现在多用色谱法进行分离。在进行色谱分离前，多采用溶剂法进行预处理除去粗提物中的大部分杂质，得到较纯的总苷后再进行色谱分离。

**1. 溶剂法**　一般常用乙酸乙酯、正丁醇等极性较大的有机溶剂，将蒽醌苷类从水溶液中萃取出来，使其与水溶性杂质相互分离，然后再用色谱法等进一步分离纯化。

**2. 色谱法** 色谱法是分离蒽醌苷类化合物最有效的方法。过去主要用硅胶柱色谱，近年来多用葡聚糖凝胶柱色谱和反相硅胶柱色谱分离蒽醌苷类。

> **请你想一想**
>
> 用硅胶吸附柱色谱分离大黄中的五种游离蒽醌，试分析洗脱先后顺序。

应用葡聚糖凝胶柱色谱分离蒽醌苷类成分主要依据分子大小的不同，分子大的物质不被迟滞（排阻），保留时间则较短，先被洗脱下来；分子小的物质由于向孔隙沟扩散，移动被滞留，保留时间则较长，后被洗脱下来，从而达到分离目的。

PPT

## 第三节 药材实例

### 一、大黄中蒽醌类成分的提取与分离

#### （一）大黄主要化学成分与性质

大黄中主要成分为蒽醌类化合物，包括游离蒽醌及其苷类、二蒽酮及其苷类，此外还有鞣质、多糖等。

其中大多数羟基蒽醌类化合物是以苷的形式存在，游离的羟基蒽醌类化合物仅占 $1/10 \sim 1/5$，主要为大黄素、大黄酚、大黄酸、大黄素甲醚、芦荟大黄素等。这些游离羟基蒽醌为亲脂性成分，难溶于水，溶于苯、乙醚、三氯甲烷等亲脂性有机溶剂。

蒽醌苷类主要有大黄酸、大黄素、大黄酚、大黄素甲醚、芦荟大黄素的葡萄糖苷。

二蒽酮苷主要是番泻苷 A、B、C、D，其中番泻苷 A 的含量最多。

大黄素　　　　$R_1=OH$，$R_2=CH_3$
大黄酚　　　　$R_1=H$，$R_2=CH_3$
大黄素甲醚　　$R_1=OCH_3$，$R_2=CH_3$
芦荟大黄素　　$R_1=H$，$R_2=CH_2OH$
大黄酸　　　　$R_1=H$，$R_2=COOH$

大黄中游离羟基蒽醌类成分有升华性，有蒽醌的显色反应。蒽醌苷类不具有升华性，且水溶性增大，并与游离蒽醌有相同的显色反应。

#### （二）大黄中游离羟基蒽醌的提取与分离

从大黄中提取分离游离羟基蒽醌时，可先用 20% 的硫酸和三氯甲烷混合液，水浴回流，使蒽醌苷类酸水解为游离蒽醌而转入有机溶剂中，然后用不同 pH 值碱液进行分离。工艺流程如下。

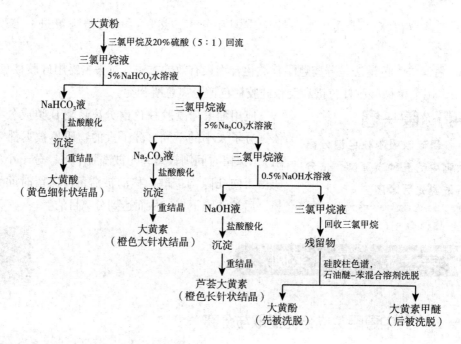

## 你知道吗

### 大黄来源、功效、质量控制、生物活性与注意问题

　　大黄为蓼科多年生草本植物掌叶大黄（*Rheum palmatum* L.）、唐古特大黄（*Rheum tanguticum* Maxim. ex Balf.）或药用大黄（*Rheum officinale* Baill）的干燥根及根茎。大黄具有泻下攻积、清热泻火、凉血解毒、逐瘀通经、利湿退黄之功效。用于治疗实热积滞便秘、血热吐衄、目赤咽肿、痈肿疔疮、肠痈腹痛、瘀血闭经、产后瘀阻、跌打损伤、湿热痢疾、黄疸尿赤、淋症、水肿等，外治烧烫伤并有较强的抑菌作用。

　　《中国药典》质量控制成分：以大黄酸为指标成分进行定性鉴别，以芦荟大黄素、大黄酸、大黄素、大黄酚、大黄素甲醚为指标成分进行含量测定。按干燥品计算，含总蒽醌以芦荟大黄素、大黄酸、大黄素、大黄酚和大黄素甲醚的总量计，不得少于1.5%；含游离蒽醌以芦荟大黄素、大黄酸、大黄素、大黄酚和大黄素甲醚的总量计，不得少于0.20%。

　　大黄生物活性主要为泻下、抗菌和抗癌作用等。

　　（1）泻下作用　蒽醌苷类的泻下作用大于苷元，其中以具有二蒽酮结构的番泻苷A泻下作用最明显。

　　（2）抗菌作用　蒽醌苷元（游离蒽醌）的抗菌作用大于蒽醌苷类。其中以金黄色葡萄球菌最为敏感。

　　（3）抗癌作用　大黄酸、大黄素和芦荟大黄素均有明显的抗癌作用，较敏感的有黑色素瘤、P388白血病和艾氏腹水癌等。

　　大黄中含有痕量的土大黄苷及其苷元，在紫外灯下显亮蓝色荧光，可用来鉴别其存在。但正品大黄中由于含量很少，几乎不能看出荧光，而伪品大黄中土大黄苷含量却很高，荧光非常明显，因此，药典对大黄的检查要求是不能检查出土大黄苷。

## 二、虎杖中蒽醌类成分的提取与分离

### （一）虎杖主要成分与性质

虎杖中主要化学成分有大黄酚、大黄素、大黄素甲醚等蒽醌类成分，还含有白藜芦醇、虎杖苷（又叫白藜芦醇葡萄糖苷）等非蒽醌类成分。另外还有少量的萘醌类、黄酮类等。

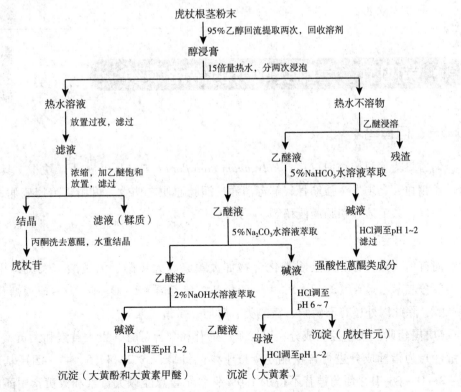

白藜芦醇 R=H
虎杖苷   R=glc

虎杖苷为浅黄色针状结晶，熔点为 225～226℃。不溶于乙醚，难溶于丙酮，能溶于热的乙酸乙酯、热乙醇或甲醇，冷后较难溶，可溶于碳酸氢钠水溶液，水中溶解度不大。

### （二）虎杖中蒽醌类成分的提取与分离

虎杖中的各有效成分均能溶于乙醇，可用热乙醇提取。醇提取液浓缩至浸膏状，用热水提取虎杖苷。热水不溶物内含游离蒽醌类成分，利用其酸性强弱不同，用 pH 梯度萃取法将各成分分离。工艺流程如下。

你知道吗

### 虎杖来源、功效、质量控制、生物活性与注意问题

虎杖为蓼科植物虎杖（*Polygonum cuspidatum* Sieb. et Zucc.）的干燥根茎和根。具有利湿退黄、清热解毒、散瘀止痛、止咳化痰等功效，可用于治疗湿热黄疸、淋浊、带下、风湿痹痛、痈肿疮毒、水火烫伤、经闭、跌打损伤、肺热咳嗽等。

《中国药典》质量控制成分：以大黄素、大黄素甲醚为指标成分进行定性鉴别；以大黄素、虎杖苷为指标成分进行含量测定。按干燥品计算，含大黄素不得少于 0.60%，含虎杖苷不得少于 0.15%。

虎杖生物活性主要体现在抗菌抗病毒、抗肿瘤作用等方面。

（1）抗菌抗病毒作用　虎杖中蒽醌类成分有广谱抗菌作用，对金黄色葡萄球菌、大肠埃希菌、铜绿假单胞菌等均有抑制作用；虎杖苷对多种致病真菌有抗菌作用；虎杖煎剂对多种病毒均有抑制作用。

（2）抗肿瘤作用　虎杖苷可用于防止细胞癌变和恶性肿瘤的扩散，对艾氏腹水瘤有抑制作用。

（3）保肝利胆作用　虎杖中所含蒽醌类物质能抑制乙型肝炎抗原阳性。

（4）其他　虎杖中所含白藜芦醇还具有扩张血管、降压、抗血栓形成、降血脂、降血糖等方面的作用。

本品孕妇慎用。

## 第四节　含醌类成分的常用中药

PPT

### 一、何首乌

何首乌为蓼科植物何首乌（*Polygonum multiflorum* Thunb.）的干燥块根，具有补肝肾、益精血、乌须发、强筋骨、解毒消痈、润肠通便之功效，可用于治疗疮痈、瘰疬、风疹瘙痒、久疟体虚和肠燥便秘等。

#### （一）化学成分

何首乌块根含有游离蒽醌类化合物如大黄素、大黄酚、大黄酸、大黄素甲醚等，茋类成分二苯乙烯苷（2，3，5，4′-四羟基二苯乙烯-2-O-β-D-葡萄糖苷）、白藜芦醇，除此以外还有卵磷脂、黄酮类、鞣质、微量元素等成分。

《中国药典》质量控制成分：以二苯乙烯苷和结合蒽醌（以大黄素和大黄素甲醚的总量计）为指标成分进行含量测定。按干燥品计算，含 2，3，5，4′-四羟基二苯乙烯-2-O-β-D-葡萄糖苷不得少 1.0%；含结合蒽醌以大黄素和大黄素甲醚的总量计，不得少于 0.10%。

二苯乙烯苷(2, 3, 5, 4′–四羟基二苯乙烯–2–O–β–D–葡萄糖苷)

### （二）理化性质

二苯乙烯苷为白色无定形粉末。可溶于水，含水醇和热醋酸，其水溶液在高温条件（80℃）及酸性条件下不稳定，因此保存时需将二苯乙烯苷隔绝空气包装，外面用黑纸包裹，避光，置冰箱中冷藏，随用随取。

### （三）生物活性

何首乌中的蒽醌类成分具有降血脂、抗动脉粥样硬化、抗菌、润肠通便等药理作用；二苯乙烯苷为保肝降脂主要活性成分。此外，何首乌还具有抗衰老、提高免疫功能、心肌保护和神经保护等作用。

### （四）注意问题

有文献报道，何首乌虽有保护肝脏作用，但长期大量摄入何首乌可致可逆性肝损伤，可能是由于鞣质及蒽醌类成分引起，其中蒽醌类成分为何首乌中具有毒效双重性的成分，应根据用药目的谨慎使用。

## 二、丹参

丹参为唇形科植物丹参（*Salvia miltiorrhiza* Bge.）的干燥根及根茎。有活血祛瘀，通经止痛，清心除烦，凉血消痈的作用，主用于治疗心脑血管疾病，可用于胸痹心痛，脘腹胁痛，癥瘕积聚，热痹疼痛，心烦不眠，月经不调，痛经经闭，疮疡肿痛等症。

### （一）化学成分

主要成分为菲醌类、酚、酸类物质。菲醌类为丹参中的脂溶性有效成分，具有特征的橙黄和橙红色，主要为丹参酮Ⅰ、丹参酮Ⅱ$_A$、丹参酮Ⅱ$_B$、隐丹参酮、丹参酮A、B、C等。酚、酸类成分主要为丹参的水溶性有效成分，主要有丹参素、丹酚酸A、B、C、原儿茶醛、原儿茶酸等。

《中国药典》质量控制成分：以丹参酮Ⅱ$_A$、丹酚酸B为指标成分进行定性鉴别，并以丹参酮类（隐丹参酮、丹参酮Ⅰ、丹参酮Ⅱ$_A$总量计）和丹酚酸B为指标成分进行含量测定。按干燥品计算，含丹参酮Ⅱ$_A$、隐丹参酮和丹参酮Ⅰ的总量不得少于0.25%；含丹酚酸B不得少于3.0%。

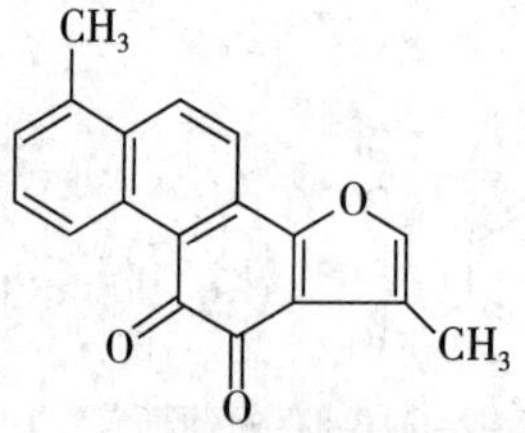

丹参酮 I

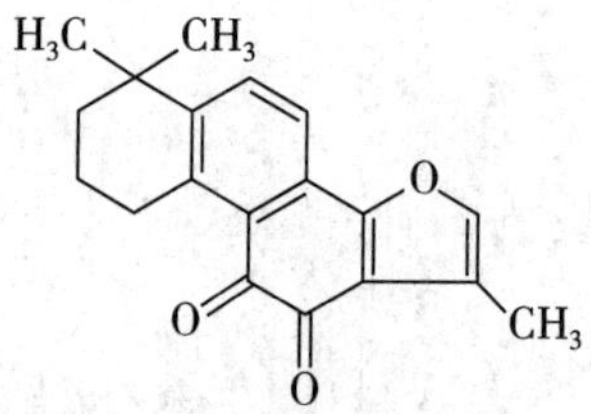

丹参酮 IIA

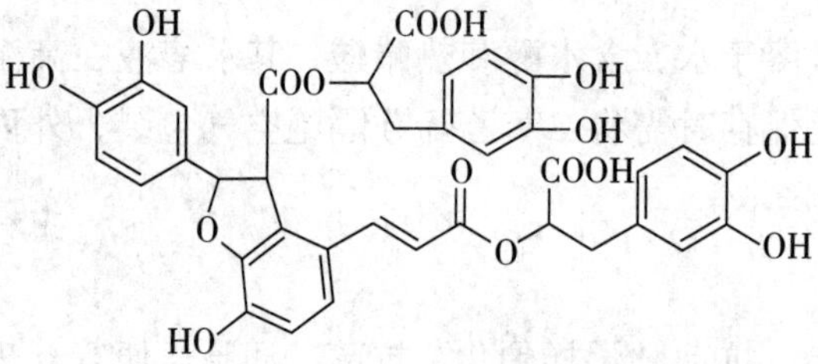

丹酚酸B

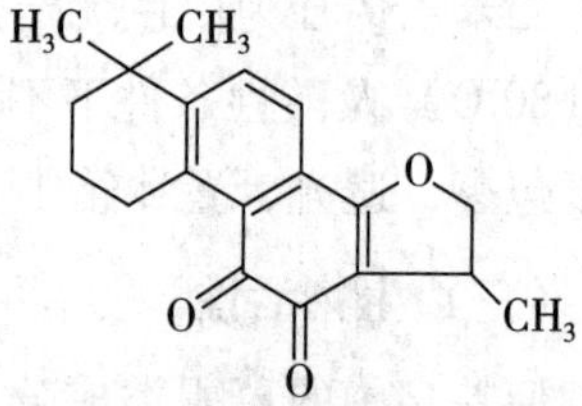

隐丹参酮

**（二）理化性质**

脂溶性成分丹参酮 I 为棕黄色柱状结晶，丹参酮 $II_A$ 为樱红色针状结晶，丹参酮 $II_B$ 为紫红色针状结晶，隐丹参酮为橙色针状结晶，以上成分均易溶于乙醇、丙酮、乙醚、苯等有机溶剂，微溶于水。水溶性成分丹参素为白色长针状结晶，原儿茶醛为淡米色针状结晶，这些成分易溶于乙醇、丙酮、乙酸乙酯、乙醚和热水，溶于冷水，不溶于苯和三氯甲烷。

**（三）生物活性**

丹参中的脂溶性成分具有增加冠脉血流量，降低血浆黏度，降低血小板聚集，延长血栓形成及促进血栓溶解作用，临床用于治疗冠心病、心肌梗死等症，此外还可以抗菌。水溶性成分可抗氧化。

**（四）注意问题**

有研究发现，有的冠心病患者按常规量连续服用含丹参成分制剂一段时间后，血钾水平可能会较治疗前降低，出现腹胀、乏力等表现。这可能是由于丹参能使肾小球滤过率、肾血流量显著增加引起尿排钾增多，血钾降低。因此，老年人服此药过程中应注意适当补钾。

## 三、芦荟

芦荟为百合科植物库拉索芦荟（*Aloe barbadensis* Miller）、好望角芦荟（*Aloe feror* Miller）或其他同属近缘植物叶的汁液浓缩干燥物。前者习称"老芦荟"，后者习称"新芦荟"。其有泻下通便、清肝泻火、杀虫疗疳的作用，可用于治疗热结便秘、惊痫抽搐、小儿疳积等，且可外治癣疮。

（一）化学成分

芦荟中的主要成分为羟基蒽醌衍生物，包括芦荟大黄素苷（即芦荟苷），少量的异芦荟大黄素苷、芦荟大黄素、β-芦荟苷等，还有维生素、微量元素、树脂、糖类、氨基酸类物质等。

《中国药典》质量控制成分：以芦荟苷为指标成分进行定性鉴别和含量测定。按干燥品计算，含芦荟苷库拉索芦荟不得少于 16.0%，好望角芦荟不得少于 6.0%。

芦荟苷（芦荟大黄素苷）

（二）理化性质

芦荟苷为柠檬黄结晶。易溶于吡啶，溶于冰醋酸、甲醇、丙酮、水及乙醇等。

（三）生物活性

芦荟的粗提物有明显的免疫调节、抗炎、抗肿瘤、可促进伤口愈合、抗紫外线辐射、促进造血、抗真菌和抗病毒作用。

（四）注意问题

口服芦荟，超剂量（正常量一般在 5g 以内）时出现中毒症状，轻者为消化系统症状，如恶心、呕吐、腹泻、腹痛、出血性胃炎等；严重者可引起急性肾炎，出现少尿、蛋白尿、血尿等泌尿系统症状。若孕妇服之过量则容易引起流产；体质虚弱者和少年儿童过量食用，可出现过敏反应，表现为皮肤红肿、粗糙等。因此使用时应控制剂量，患有痔疮出血、鼻出血者，也不要服用芦荟。

## 四、决明子

决明子为豆科植物决明（*Cassia obtuse folia* L.）或小决明（*Cassia tora* L.）的干燥成熟种子。其有清热明目，润肠通便之功效，可用于治疗目赤涩痛、畏光多泪、头痛眩晕、目暗不明、大便秘结等症。

（一）化学成分

决明子种子中所含成分主要为羟基蒽醌类，如大黄素、大黄酚、大黄素甲醚、决明素（1，6，7-三甲氧基-2，8-二羟基-3-甲基蒽醌）、橙黄决明素（1，7-二甲氧基-2，6，8-三羟基-3-甲基蒽醌）及其苷类。另外，还含有钝叶决明素、黄决明素、美决明素、葡萄糖决明素、葡萄糖橙黄决明素、芦荟大黄素、大黄酸、决明内酯、决明酮、大黄酚-9-蒽酮等。研究发现，决明的根、茎、叶中均含有蒽醌类衍生物。

《中国药典》质量控制成分：以橙黄决明素和大黄酚为指标成分进行鉴别和含量测定。本品按干燥品计算，含大黄酚不得少于 0.20%，含橙黄决明素不得少于 0.080%。

| | | | |
|---|---|---|---|
| 决明素 | $R_1$ =OH | $R_2$=OCH$_3$ | $R_3$=OCH$_3$ |
| 橙黄决明素 | $R_1$ =OH | $R_2$=OCH$_3$ | $R_3$=OH |
| 钝叶决明素 | $R_1$ =OH | $R_2$=H | $R_3$=H |

**（二）生物活性**

决明子有抗菌、抗血小板凝集、降血压、降血脂的作用，对视神经也有良好的保护作用，可以治疗高血压头痛、急性眼结膜炎、角膜溃疡、青光眼、大便秘结等疾病，对防治血管硬化与高血压有显著效果。

**（三）注意问题**

决明子药性寒凉，有泄泻和降血压的作用，不适合脾胃虚寒、脾虚泄泻及低血压等患者服用。此外，决明子主要含有大黄酚、大黄素等化合物，长期服用可引起肠道病变或引起难治性便秘。

## 五、紫草

本品为紫草科植物新疆紫草 [*Arnebia euchroma*（Royle）Johnst.] 或内蒙紫草（*Arnebia guttata* Bunge）的干燥根。具有凉血、活血、解毒、透疹的功效，用于治疗血热毒盛、斑疹紫黑、麻疹不透、疮疡、湿疹、水火烫伤。

**（一）化学成分**

主要成分为萘醌类色素，主要有 β－羟基异戊酰紫草素、乙酰紫草素、紫草素、异丁酰基紫草素、β，β′－二甲基丙烯酰紫草素（又名 β，β′－二甲基丙烯酰阿卡宁）等。

《中国药典》质量控制成分：以羟基萘醌总色素（以左旋紫草素计）和 β，β′－二甲基丙烯酰阿卡宁为指标成分进行含量测定。本品含羟基萘醌总色素以左旋紫草素计，不得少于 0.80%；按干燥品计算，含 β，β′－二甲基丙烯酰阿卡宁不得少于 0.30%。

紫草素

β，β′－二甲基丙烯酰紫草素

**（二）理化性质**

乙酰紫草素为红色针状结晶，紫草素为紫色片针状结晶或结晶性粉末，二者不溶于水，溶于乙醇、有机溶剂及植物油，易溶于碱水，遇酸沉淀析出。

**（三）生物活性**

紫草中的羟基萘醌类具有抗肿瘤、抗炎、抗菌、抗肝脏氧化和抗受孕作用。紫草常用于治疗麻疹、外阴部湿疹、阴道炎、婴儿皮炎、烧烫伤、下肢溃疡、冻伤、痈肿、玫瑰糠疹等，还可用于治疗急慢性肝炎、绒毛膜上皮癌、便秘等。

**（四）注意问题**

紫草中含有少量的吡咯里西啶生物碱，口服有明显的肝脏毒性，因此作为内服制剂要控制剂量，外用时皮肤不要有破损，儿童、孕妇、哺乳期妇女慎用。

# 实训三　大黄中游离蒽醌的提取分离与检识

## 一、实训目的

1. 掌握用回流提取法对大黄中总蒽醌类化合物进行提取的操作技术。
2. 掌握用 pH 梯度萃取法对大黄中游离蒽醌进行分离的操作技术。
3. 会用化学法检识大黄中的蒽醌类成分。
4. 练习用色谱法检识大黄中的蒽醌类成分。

## 二、实训原理

利用大黄中的游离蒽醌及其苷均可溶于乙醇的性质，用乙醇提取。根据游离蒽醌及蒽醌苷在水和乙醚中溶解度的不同采用萃取法将二者分离。各游离蒽醌的分离是利用其酸性不同，采用 pH 梯度萃取法分离。 📱微课

## 三、实训材料

**1. 装置和器具**　圆底烧瓶、冷凝管、研钵、水浴锅、分液漏斗、烧杯、三角瓶、表面皿、试管、层析缸、pH 试纸、硅胶 CMC - Na 薄层板、色谱层析滤纸（20cm × 7cm）、柱层析硅胶（100 ~ 200 目）。

**2. 药品和试剂**　大黄粗粉、95% 乙醇、乙醚、盐酸、三氯甲烷、5% KOH、5% $Na_2CO_3$、5% $NaHCO_3$、0.5% NaOH、苯 - 乙酸乙酯（8∶2）、苯 - 甲醇（8∶1）、甲苯、氨、0.5% 醋酸镁、大黄酸对照品、大黄素对照品、芦荟大黄素对照品。

## 四、实训步骤

**1. 总蒽醌的提取**　取大黄粗粉 50g，置于 500ml 圆底烧瓶中，加 95% 乙醇以约高

出生药面为度，水浴加热回流 2～3 小时，趁热抽滤，滤渣再用 95% 乙醇同法提取两次，合并三次乙醇提取液，减压浓缩，回收乙醇，得乙醇总提取物。

**2. 游离蒽醌与蒽醌苷的分离** 将乙醇总提取物浸膏加水适量混悬，加乙醚 150ml 于 500ml 分液漏斗中萃取，充分振摇后放置，倾出醚层，再加 50ml 乙醚振摇，放置，倾出醚层，同法操作 6 次，直至乙醚液颜色较浅时为止，合并乙醚液，乙醚溶液含总游离蒽醌，蒽醌苷则留在水层。

**3. 游离蒽醌的相互分离**

（1）大黄酸的分离 将含有总游离蒽醌的乙醚溶液移至 250ml 的分液漏斗中，加 5% $NaHCO_3$ 水溶液 20ml，振摇，静置分层，放出下层 $NaHCO_3$ 溶液，并置于另一三角瓶中，上层乙醚溶液留存于分液漏斗中，再加入 5% $NaHCO_3$ 溶液 15ml 同法萃取一次，如此反复共萃取 6～7 次，合并 $NaHCO_3$ 萃取液，注意其颜色，在搅拌下小心滴加盐酸调 pH 为 2～3，静置，待大黄酸沉淀析出，抽滤即得。注意观察酸化过程中的颜色变化。

（2）大黄素的分离 经 0.5% $NaHCO_3$ 水溶液萃取后的乙醚层，用 5% $Na_2CO_3$ 水溶液每次 15～20ml 如上法萃取数次，直至萃取液颜色较浅时为止，共需萃取 6～7 次，合并 $Na_2CO_3$ 萃取液，小心滴加盐酸酸化至 pH 为 2～3，放置，待大黄素沉淀析出，抽滤即得。

（3）芦荟大黄素的分离 经 0.5% $Na_2CO_3$ 水溶液萃取后的乙醚层，用 0.5% NaOH 水溶液每次 15ml 萃取 3～4 次。乙醚溶液再以蒸馏水萃取 2～3 次，以洗去碱液。合并 NaOH 和水萃取液，加盐酸调 pH 为 2～3，放置，待芦荟大黄素沉淀析出，抽滤即得。

（4）大黄酚和大黄素 - 6 - 甲醚的分离 经 0.5% NaOH 水溶液萃取后的乙醚层，置圆底烧瓶中，回收乙醚后所得部分即为大黄酚和大黄素甲醚的混合物。水洗混合物沉淀，至洗出液呈中性，低温干燥后作为柱色谱样品，采用硅胶柱色谱分离。

**4. 鉴定**

（1）碱液显色反应 分别取蒽醌化合物结晶少许，置试管中，加 1ml 乙醇溶解，加数滴 5% 氢氧化钾试剂振摇，溶液呈红色。

（2）醋酸镁反应 分别取蒽醌化合物结晶少许，置试管中，加 1ml 乙醇溶解，加数滴 0.5% 醋酸镁试剂，产生橙、红、紫等颜色。

（3）薄层色谱鉴定 吸附剂：硅胶 CMC - Na 薄层板。样品：各蒽醌成分的 1% 三氯甲烷溶液。对照品：大黄酸对照品的三氯甲烷溶液；大黄素对照品的三氯甲烷溶液；芦荟大黄素对照品的三氯甲烷溶液。展开剂：苯 - 乙酸乙酯（8∶2）、苯 - 甲醇（8∶1）。显色：氨熏或喷 5% 氢氧化钾溶液，观察颜色变化。

## 五、实训说明

用碱水从乙醚液中萃取游离蒽醌时，每次振摇萃取后，放置分层时间应稍久，以免乙醚溶液混在下层水液中，影响分离效果。萃取过程中，如乙醚挥发，可酌量补加。

## 六、实训思考

1. 萃取过程中若出现乳化现象，应如何处理？
2. 大黄中 5 种游离羟基蒽醌的酸性大小如何排列？为什么？
3. 大黄酚和大黄素甲醚用 pH 梯度萃取法能否分离？为什么？
4. 用硅胶柱色谱分离大黄酚和大黄素甲醚时，请分析两者的洗脱顺序。

## 目标检测

### 一、单项选择题

1. 茜草素型蒽醌母核上的羟基分布情况是（　　）
   A. 在两个苯环的 β 位　　　　　　　B. 在两个苯环的 α 位
   C. 在两个苯环的 α 或 β 位　　　　　D. 在一个苯环的 α 或 β 位
2. 番泻苷 A 中 2 个蒽酮母核的连接位置为（　　）
   A. $C_{10}-C_{10'}$　　　B. $C_4-C_{4'}$　　　C. $C_6-C_{6'}$　　　D. $C_7-C_{7'}$
3. 能与碱液反应生成红色的化合物是（　　）
   A. 黄芩素　　　　B. 大黄素　　　　C. 强心苷　　　　D. 皂苷
4. 总游离蒽醌的醚溶液，用 5% $NaHCO_3$ 水溶液萃取可得到（　　）
   A. 1 个 α－羟基蒽醌　　　　　　　B. 1 个 β－羟基蒽醌
   C. 3，7－二羟基蒽醌　　　　　　　D. 1，8－二羟基蒽醌
5. 下列化合物酸性最强的是（　　）
   A. 1，8－二羟基蒽醌　　　　　　　B. 2，7－二羟基蒽醌
   C. 1，2－二羟基蒽醌　　　　　　　D. 1，6－二羟基蒽醌
6. 芦荟苷按苷元结构应属于（　　）
   A. 二蒽醌　　　　　　　　　　　　B. 大黄素型蒽醌
   C. 茜草素型蒽醌　　　　　　　　　D. 蒽酮

芦荟苷

7. 番泻苷 A 属于（　　）
   A. 大黄素型羟基蒽醌类　　　　　　B. 茜草素型羟基蒽醌类
   C. 二蒽酮类　　　　　　　　　　　D. 二蒽醌类
8. 下列蒽醌类化合物中，酸性强弱顺序是（　　）
   A. 大黄酸＞大黄素＞大黄酚＞芦荟大黄素

B. 大黄素 > 芦荟大黄素 > 大黄酸 > 大黄酚

C. 大黄酸 > 芦荟大黄素 > 大黄素 > 大黄酚

D. 大黄酸 > 大黄素 > 芦荟大黄素 > 大黄酚

9. 用葡聚糖凝胶法分离蒽醌苷类化合物的依据是（　　　）

A. 酸性强弱差异　　　　　　　　B. 极性大小差异

C. 分子量大小不同　　　　　　　D. 分配系数不同

10. 从下列总蒽醌的乙醚溶液中，用 5% $Na_2CO_3$ 水溶液萃取，碱水层的成分是（　　　）

11. 大黄素型蒽醌母核上的羟基分布情况是（　　　）

A. 一个苯环的 β 位　　　　　　B. 苯环的 β 位

C. 在两个苯环的 α 或 β 位　　　D. 一个苯环的 α 或 β 位

12. 能与碱液发生反应，生成红色化合物的是（　　　）

A. 羟基蒽酮类　　B. 蒽酮类　　C. 羟基蒽醌类　　D. 二蒽酮类

13. 羟基蒽醌与醋酸镁试剂反应呈蓝紫色的是（　　　）

A. 1, 8 - 二羟基蒽醌　　　　　B. 1, 4 - 二羟基蒽醌

C. 1, 2 - 二羟基蒽醌　　　　　D. 1, 6, 8 - 三羟基蒽醌

14. 下列化合物中 β 位有 - COOH 取代的是（　　　）

A. 大黄素　　B. 大黄酸　　C. 大黄素甲醚　　D. 芦荟大黄素

15. 中药大黄中的主要有效成分属于（　　　）

A. 大黄素型蒽醌　　　　　　　B. 蒽酚

C. 蒽酮　　　　　　　　　　　D. 茜草素型蒽醌

## 二、多项选择题

1. 下列中药中含有蒽醌类成分的有（　　　）

A. 大黄　　　　　B. 虎杖　　　　　C. 何首乌

D. 决明子　　　　E. 番泻叶

2. 下列蒽醌的乙醚溶液用5%碳酸钠溶液萃取，可溶于碱水层的有（　　）

    A. 番泻苷 A　　　　　　B. 大黄酸　　　　　　　　C. 大黄素

    D. 大黄酚　　　　　　　E. 大黄素甲醚

3. 下列结构中具有 β – 羟基的化合物有（　　）

    A. 1，8 – 二羟基蒽醌　　　　　　　B. 1，3 – 二羟基蒽醌

    C. 1，3，4 – 三羟基蒽醌　　　　　　D. 1，8 – 二羟基 –3 – 羧基蒽醌

    E. 1，4，6 – 三羟基蒽醌

4. 番泻苷 A 的结构特点是（　　）

    A. 为二蒽醌类化合物　　　　　　B. 为二蒽酮类化合物

    C. 有 2 个 – COOH　　　　　　　D. 有 2 分子葡萄糖

    E. 二蒽酮为中位连接，即 $C_{10} – C_{10'}$

5. 羟基蒽醌与醋酸镁试剂反应呈紫红色的是（　　）

    A. 1，4 – 二羟基蒽醌　　　　　　　B. 1，8 – 二羟基蒽醌

    C. 1，3，4 – 三羟基蒽醌　　　　　　D. 1，8 – 二羟基 –3 – 羧基蒽醌

    E. 1，4，8 – 三羟基蒽醌

### 三、思考题

1. 蒽醌类化合物分为哪几类？举例说明。

2. 为什么 β – 羟基蒽醌比 α – 羟基蒽醌的酸性大？

3. pH 梯度萃取法的原理是什么，适用于哪些中药成分的分离？

（周　云）

书网融合……

 微课　　　　　划重点　　　　　自测题

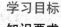

# 第七章 生物碱类成分

## 学习目标

**知识要求**

1. **掌握** 生物碱类成分的理化性质及其重要提取分离方法。
2. **熟悉** 生物碱类成分的结构类型及其检识方法。
3. **了解** 含生物碱类成分的常用中药所含主要成分及所属结构类型、质量控制成分，以及部分重点中药的毒性成分（包括部分中药的毒性机制）、生物活性和使用注意等。

**能力要求**

1. 能熟练完成生物碱类成分的提取和分离操作。
2. 学会生物碱类成分的理化检识操作。
3. 练习生物碱类成分的色谱检识操作。

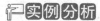 实例分析

**实例** 传说益母草"荒野溪边山处，黄鹿叼草救护。天生花似唇，淡紫色，似丽人拥抱情夫。擅治经期产后诸病，武后留颜用益母"。《本草拾遗》也记载：唐天后炼益母草入面法。益母草为唇形科、益母草属植物，夏季开花。其干燥地上部分为常用中药，中国大部分地区均产，生用或熬膏用。味辛、苦、凉，活血、调经、利水消肿，清热解毒，治疗妇女月经不调，胎漏难产，胞衣不下，产后血晕，瘀血腹痛，崩中漏下，尿血、泻血，痈肿疮疡。益母草有利尿消肿、收缩子宫的作用，是历代医家用来治疗妇科病的要药。益母草可全草入药，含益母草碱、水苏碱等生物碱类成分。

**讨论** 1. 益母草碱是怎样从益母草中提取出来的？

2. 生物碱有哪些理化性质？

3. 哪些中药含有类似的化学成分？

生物碱在植物界分布广泛，在植物体的各种器官和组织中都可能存在，并且往往集中在某一器官。生物碱有多种显著的生物活性，是中药中一类重要的有效成分，如具有抗菌消炎作用的小檗碱、具有镇痛作用的延胡索乙素、具有止咳平喘作用的麻黄碱等。许多中药中含有生物碱，如黄连、附子、延胡索、麻黄、洋金花、川贝母、苦参等。吸烟有害身体健康，香烟中的有害成分尼古丁就属于生物碱。

在植物中的生物碱大多与酸结合成盐，少数因碱性很弱而呈游离状态存在。

PPT

# 第一节 认识生物碱

## 一、结构与分类

生物碱是指一类来源于生物界（以植物为主）的含氮的有机化合物，多数生物碱分子具有较复杂的环状结构，氮原子多在环状结构内，并且大多有碱性，能与酸成盐。

生物碱的结构类型很多，下面仅将一部分生物碱的结构类型列于表7-1。

表7-1 生物碱类成分的主要结构类型及实例

| 类型 | | 活性成分实例 |
|---|---|---|

**吡啶类生物碱**

简单吡啶类

槟榔碱　　　　　　　　　　胡椒碱

双稠哌啶类

苦参碱　　　　　　　　　　氧化苦参碱

**异喹啉类生物碱**

苄基异喹啉类

罂粟碱　　　　　　　　　　汉防己甲素 R=CH₃　汉防己乙素 R=H

原小檗碱类

小檗碱　　　　　　　　　　轮环藤酚碱

**异喹啉类生物碱**

吗啡烷类

吗啡　　　　　　　　　　　可待因

续表

| 类型 | 活性成分实例 |
|---|---|
| 有机胺类生物碱（N原子在环外） | 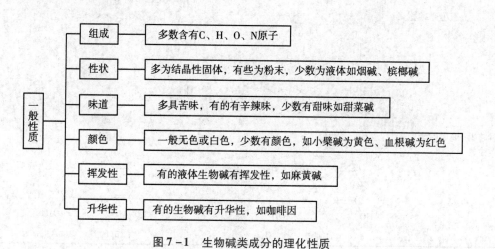麻黄碱 |
| 吡咯烷类生物碱 | 水苏碱 |
| 莨菪烷类生物碱 | 莨菪碱 |
| 吲哚类生物碱 | 毒扁豆碱 |

## 二、理化性质

### （一）一般性质

生物碱类成分的理化性质见图 7-1。

```
          ┌─ 组成 ──── 多数含有C、H、O、N原子
          │
          ├─ 性状 ──── 多为结晶性固体，有些为粉末，少数为液体如烟碱、槟榔碱
          │
   一般    ├─ 味道 ──── 多具苦味，有的有辛辣味，少数有甜味如甜菜碱
   性质    │
          ├─ 颜色 ──── 一般无色或白色，少数有颜色，如小檗碱为黄色、血根碱为红色
          │
          ├─ 挥发性 ── 有的液体生物碱有挥发性，如麻黄碱
          │
          └─ 升华性 ── 有的生物碱有升华性，如咖啡因
```

图 7-1　生物碱类成分的理化性质

**你知道吗**

### 生物碱类成分的分布

生物碱在植物界分布广泛，迄今已从自然界植物中提取分离出一万余种生物碱。尤其在被子植物的双子叶植物如夹竹桃科、罂粟科、豆科，毛茛科、防己科、茜草科、茄科等中分布很广。单子叶植物较少含生物碱，主要分布在百合科、石蒜科。裸子植物也很少含生物碱，仅分布在紫杉科、三尖杉科、麻黄科等。低等植物含生物碱的更少。

生物碱在植物体的各种器官和组织都可能存在，但对某种植物来说，往往集中在某一器官，其含量高低还受生长环境和季节等因素的影响，如麻黄碱主要存在于麻黄草质茎节间的髓部。

### （二）生物碱的溶解性

生物碱类成分的溶解性见图 7-2。

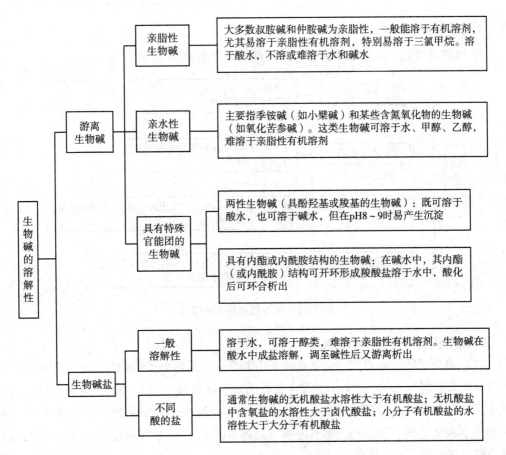

**图 7-2 生物碱类成分的溶解性**

有些生物碱或生物碱盐的溶解性不符合上述规律。如：吗啡为酚性生物碱（含酚羟基），难溶于三氯甲烷、乙醚，可溶于碱水；石蒜碱难溶于有机溶剂而溶于水。喜树碱不溶于一般有机溶剂，而溶于酸性三氯甲烷等；高石蒜碱的盐酸盐难溶于水而易溶于三氯甲烷；某些生物碱如麻黄碱、苦参碱、氧化苦参碱、东莨菪碱、烟碱等有一定程度的亲水性，可溶于水、醇类，也可溶于亲脂性有机溶剂；有些生物碱盐难溶于水，如盐酸小檗碱、草酸麻黄碱等。

## 你知道吗

罂粟果是罂粟科草本植物，夏季开花，花瓣脱落后露出成熟果实。用刀割开果实外壳，有乳白色汁液流出，在空气中氧化成棕褐色或黑色膏状物，这就是鸦片（阿片），可用于麻醉。它是含有吗啡的生物碱，能解除平滑肌特别是血管平滑肌的痉挛，并能抑制心肌，主要用于心绞痛、动脉栓塞等症。但长期食用容易成瘾，严重危害身体健康，成为民间常说的"鸦片鬼"。严重的还会因为窒息而死亡。所以，我国对罂粟种植严加控制，除药用科研外，一律禁植。

### （三）生物碱的碱性

**1. 碱性及碱性强弱的表示方法**  生物碱类成分的碱性见图 7 – 3。

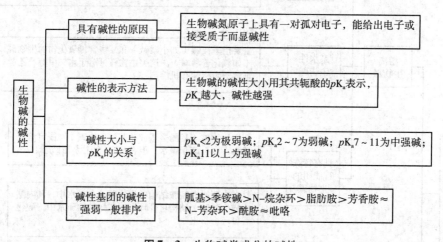

图 7 – 3  生物碱类成分的碱性

### 2. 碱性强弱与分子结构的关系

（1）氮原子的杂化方式  生物碱分子中氮原子上孤对电子的杂化方式有三种形式，其碱性由强至弱为 $sp^3 > sp^2 > sp$。通常氮原子处于脂胺或脂氮杂环时，为 $sp^3$ 杂化，碱性较强，属中强碱，如四氢异喹啉、烟碱中的 $N_2$；氮原子处于芳胺、芳氮杂环时，为 $sp^2$ 杂化，碱性减弱，属弱碱，如异喹啉、烟碱中的 $N_1$；而 N 原子处于季铵结构时，碱性最强，属强碱，如小檗碱。

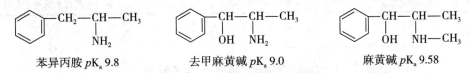

异喹啉 $pK_a$ 5.4　　四氢异喹啉 $pK_a$ 9.5　　小檗碱 $pK_a$ 11.5　　　烟碱 $N_1$ $pK_a$ 3.27
$N_2$ $pK_a$ 8.04

（2）诱导效应　若生物碱分子中的氮原子附近存在供电基团（如烷基），能使其碱性增强，如麻黄碱的碱性大于去甲麻黄碱；若氮原子附近存在吸电子基团（如苯基、羰基、酯基、醚基、羟基、双键等），则使其碱性减弱，如去甲麻黄碱的碱性小于苯异丙胺。

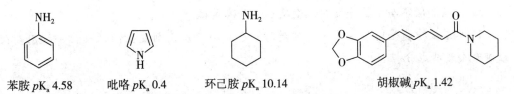

苯异丙胺 $pK_a$ 9.8　　　去甲麻黄碱 $pK_a$ 9.0　　　麻黄碱 $pK_a$ 9.58

（3）共轭效应　氮原子上的孤对电子处于 p–π 共轭体系时，碱性减弱。如苯胺的碱性比环己胺弱得多；吡咯以及具有酰胺结构的生物碱如胡椒碱、秋水仙碱、咖啡碱，碱性则极弱。

苯胺 $pK_a$ 4.58　　吡咯 $pK_a$ 0.4　　环己胺 $pK_a$ 10.14　　胡椒碱 $pK_a$ 1.42

此外，影响生物碱碱性强弱的因素还有空间效应、氢键效应等。仲胺的碱性大于叔胺（如麻黄碱的碱性大于甲基麻黄碱）、莨菪碱的碱性大于东莨菪碱即是空间效应使碱性减弱所致；而伪麻黄碱的碱性大于麻黄碱则是氢键效应影响的结果。

莨菪碱 $pK_a$ 9.65　　　　东莨菪碱 $pK_a$ 7.50

## 三、检识反应

在生物碱的预试验、提取分离和结构鉴定中，常常需要一种简便的检识方法。最常用的是生物碱的沉淀反应和显色反应。

**1. 沉淀反应** 沉淀反应是利用大多数生物碱在酸性条件下能和某些酸类、重金属盐类以及一些较大分子量的络盐发生反应，生成不溶于水的盐、复盐或络合物。常用沉淀试剂见表 7 - 2。

表 7 - 2 常用的生物碱沉淀试剂

| 试剂名称 | 化学组成 | 反应现象 |
|---|---|---|
| 碘 - 碘化钾（Wagner 试剂） | $KI - I_2$ | 棕色或褐色沉淀 |
| 碘化铋钾（Dragendorff 试剂） | $BiI_3 \cdot KI$ | 红棕色或橘红色沉淀 |
| 碘化汞钾（Mayer 试剂） | $HgI_2 \cdot 2KI$ | 类白色沉淀，若试剂过量，沉淀又被溶解 |
| 硅钨酸（Bertrand 试剂） | $SiO_2 \cdot 12WO_3 \cdot nH_2O$ | 浅黄色或灰白色沉淀 |
| 苦味酸（Hager 试剂） | 2，4，6 - 三硝苯酚 | 晶形沉淀（反应必须在中性溶液中进行） |
| 雷氏铵盐（硫氰酸铬铵） | $NH_4 [Cr (NH_3)_2 (SCN)_4]$ | 生成难溶性复盐，有一定晶形、熔点或分解点 |

## 你知道吗

### 生物碱沉淀反应操作的注意事项

1. 生物碱沉淀反应通常要在酸性水或酸性稀醇溶液中进行。

2. 鉴定生物碱时，应使用三种以上沉淀试剂分别进行反应，均呈阳性，才能肯定生物碱存在。

3. 仲胺一般不与生物碱沉淀试剂反应，如麻黄碱。

4. 水溶液中有蛋白质、多肽、鞣质时，也可与此类试剂发生阳性反应，故应在反应前除去这些成分。

**2. 显色反应** 某些生物碱单体能与由浓无机酸为主的试剂反应，生成不同颜色，这种试剂称为生物碱显色试剂，可以用来检识和区别个别生物碱。其显色机制主要是发生氧化、脱水、缩合等反应所致。常用的显色剂见表 7 - 3。

表 7 - 3 常用生物碱显色试剂

| 试剂名称 | 试剂组成 | 显色结果 |
|---|---|---|
| Fröhde 试剂 | 1% 钼酸钠或 5% 钼酸铵的浓硫酸溶液 | 乌头碱显黄棕色；吗啡显紫色转棕色；可待因显暗绿色至淡黄色；利血平显黄色转蓝色 |
| Mandelin 试剂 | 1% 钒酸铵的浓硫酸溶液 | 吗啡显蓝紫色；可待因显蓝色；莨菪碱显红色；奎宁显淡橙色 |
| Marquis 试剂 | 30% 甲醛溶液 0.2ml 与 10ml 浓硫酸的混合溶液 | 吗啡显橙色至紫色，可待因显红色至黄棕色 |

PPT

# 第二节　生物碱类成分的提取与分离

## 一、提取方法

在提取生物碱时，除了考虑生物碱的性质，还应考虑其在植物组织中的存在形式，以便选择合适的提取方法。

### （一）脂溶性生物碱的提取

**1. 酸水提取法**　本法特点：无需加热，方法简便、成本低，但溶剂耗量大，水溶性杂质多。

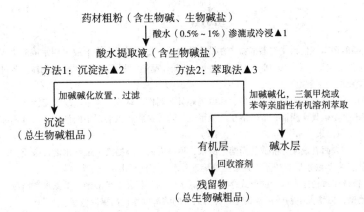

或者将上述酸水提取液通过强酸型阳离子交换树脂柱，使生物碱盐阳离子与树脂上的阳离子进行交换，生物碱被交换到树脂上，其他成分则随溶液流出，从而实现相互分离。然后用氨水碱化树脂，使树脂上的生物碱游离，再用有机溶剂将生物碱洗脱下来，洗脱液浓缩后即可得到游离的总生物碱。

**2. 亲水性有机溶剂提取法（乙醇或甲醇提取）**　本法特点：生物碱、生物碱盐均可溶出，蛋白质、多糖等水溶性杂质少，但脂溶性杂质多，且比酸水提取法成本高，也不如比酸水法安全、经济。

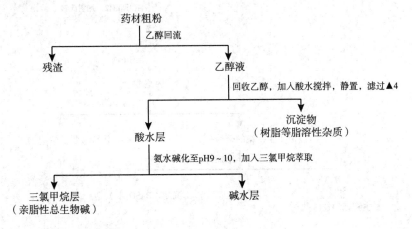

**3. 亲脂性有机溶剂提取法**　本法特点：水溶性杂质少，但溶剂价格贵、毒性大、易燃，对提取设备要求高。

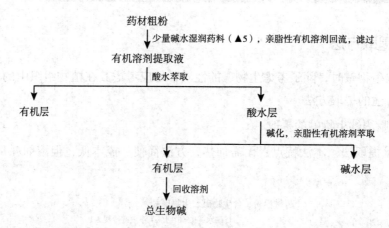

注：▲1：生物碱多有碱性，能与酸成盐，在植物体内多以盐的形式存在。故可用水或酸水提取。常用无机酸或小分子有机酸为溶剂提取（如：0.1%～1%的硫酸、盐酸、醋酸、酒石酸等），使植物体内各种形式的生物碱都转变成这种酸的盐而增大溶解度。

▲2：加碱碱化使生物碱盐转变为游离碱，而游离碱具亲脂性，难溶于碱水，故沉淀析出。

▲3：利用游离生物碱具亲脂性，能转溶于三氯甲烷、苯等亲脂有机溶剂中的性质，将其用三氯甲烷等亲脂性有机溶剂从碱水中萃取出来。

▲4：加酸水，一方面有效成分能成盐而溶于酸水，另一方面，醇提液中虽然水溶性杂质少，但脂溶性杂质多（如树脂），回收乙醇并加酸水后，树脂等杂质因难溶于酸水而沉淀析出可过滤除去。

▲5：多数生物碱在植物体内以盐的形式存在，用碱水（如石灰乳、碳酸钠、稀氨水）润湿药料，能使生物碱盐转变为游离生物碱，以增大生物碱在亲脂性有机溶剂中的溶解度，提高提取效率。

### （二）水溶性生物碱的提取

将中药提取物中脂溶性生物碱提出后，若剩下的碱水层仍能检识出生物碱，说明此碱水中含有水溶性生物碱，可将碱水液酸化后加生物碱沉淀试剂（常用雷氏铵盐）将其沉淀下来，或用适宜的溶剂将其从碱水中萃取出来。

**1. 沉淀法**

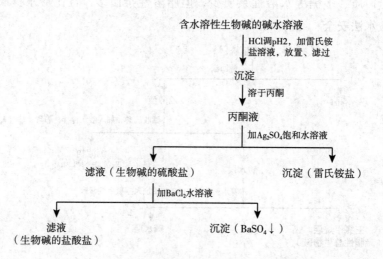

**2. 溶剂法**　根据水溶性生物碱极性较大的特点，利用"相似相溶"，采用与水不相混溶的极性较大的有机溶剂如正丁醇、异戊醇或三氯甲烷与甲醇的混合液从碱水溶液中萃取出水溶性生物碱。

## 二、分离方法

经上述方法提取得到的生物碱，通常仍为多种生物碱组成的混合物，称为总生物碱，还需进一步分离才能得到所需的生物碱单体。

### （一）总生物碱的初步分离

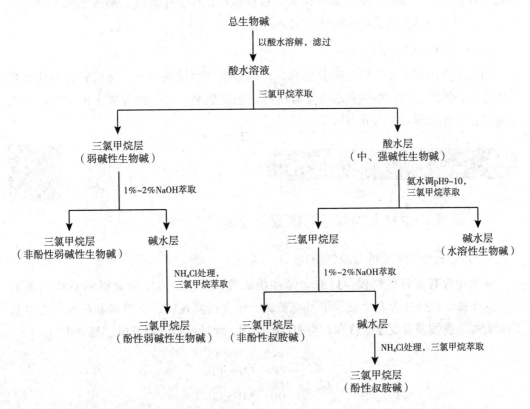

### （二）利用生物碱的碱性不同进行分离

有以下两种操作形式。

1. 向总碱的酸水液中逐步加碱调 pH 值由低到高，每加一次碱均用有机溶剂（三氯甲烷）萃取一次，则生物碱将按碱性由小弱到强的顺序先后被萃取出来。（因弱碱盐比强碱盐更易转变为游离碱）

2. 向总碱的三氯甲烷液中逐步加稀酸调 pH 值由高到低，则生物碱将按碱性由强至弱的顺序先后以盐的形式被酸水萃取出来。（因强碱比弱碱更易与酸成盐）

这种利用混合物中各成分的酸性（或碱性）强弱不同，可以分别被不同 pH 值的碱水（或酸水）依次萃取而分离的方法就叫 pH 梯度萃取法。该法适于分离碱性强弱不同的脂溶性生物碱。

### （三）利用生物碱或生物盐的溶解性不同而分离

自苦参总碱中分离氧化苦参碱，可利用苦参总碱中氧化苦参碱极性稍大，难溶于乙醚，而苦参碱可溶于乙醚的性质，向总碱的三氯甲烷溶液中加入10倍量乙醚，氧化苦参碱即可沉淀析出。

另外还可利用生物碱与不同酸生成的盐在溶剂中溶解度的差异进行分离。

### （四）利用生物碱的特殊官能团进行分离

含酚羟基（如吗啡）或羧基的生物碱能溶于碱水，而一般生物碱则难溶于碱水，借此可相互分离。具有内酯（如喜树碱）或内酰胺结构的生物碱，易溶于碱水难溶于酸水，也可与不具有这类结构的化合物分离。

### （五）利用色谱法进行分离

用上述方法仍不能达到分离目的时，多用吸附柱色谱法分离，选用氧化铝或硅胶作吸附剂，用苯、三氯甲烷和乙醚等有机溶剂为洗脱剂。对于组分较多的生物碱，需反复操作才能达到较好的分离效果。

## 第三节　药材实例

PPT

### 一、麻黄中生物碱类成分的提取与分离

#### （一）麻黄中的主要成分及性质

麻黄中含有多种生物碱，以麻黄碱和伪麻黄碱为主，其中麻黄碱占总生物碱的40%～90%，此外还含有少量的甲基麻黄碱、甲基伪麻黄碱、去甲基麻黄碱、去甲基伪麻黄碱。麻黄碱有收缩血管和兴奋中枢的作用，而伪麻黄碱有升压、利尿作用。

$$\overset{1}{CH}-\overset{2}{CH}-CH_3$$

l-麻黄碱（1R，2S）
d-伪麻黄碱（1S，2S）

麻黄碱和伪麻黄碱易溶于三氯甲烷、乙醚、苯和乙醇等溶剂，但在水中的溶解度不同，麻黄碱可溶于水，而伪麻黄碱在水中的溶解度比麻黄碱小。麻黄碱盐与伪麻黄碱盐的溶解性能也不完全相同，如草酸麻黄碱难溶于水，而草酸伪麻黄碱则易溶于水；盐酸麻黄碱不溶于三氯甲烷，而盐酸伪麻黄碱可溶于三氯甲烷。

#### （二）麻黄中麻黄碱和伪麻黄碱的提取分离

利用麻黄碱和伪麻黄碱既能溶于热水，又能溶于亲脂性有机溶剂的性质提取。将麻黄水提取液用甲苯萃取，再用草酸溶液处理，使两种生物碱均转变为草酸盐，因两者在水中溶解度不同而得以相互分离。

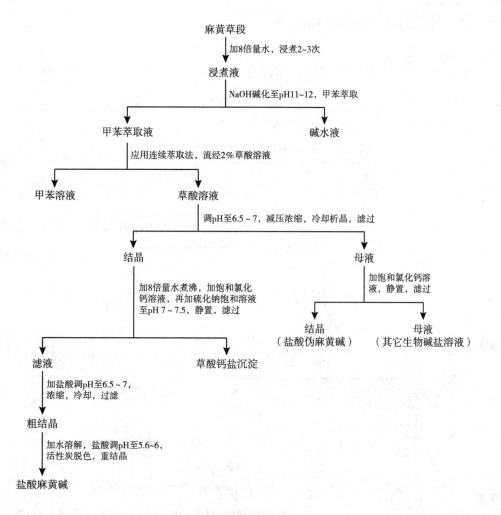

## 二、三颗针中生物碱类成分的提取与分离

### （一）三颗针中的主要成分及性质

三颗针与黄柏、黄连相似，主要含有小檗碱，其次还有药根碱、掌叶防己碱、木兰碱和小檗胺等。其中以小檗碱含量最高，约占10%，具有明显的抗菌作用。

小檗碱

小檗碱为黄色针状结晶，能溶于冷水（1∶20），易溶于热水和热乙醇，难溶于三氯甲烷、苯、丙酮等。小檗碱盐酸盐在水中的溶解度小（1∶500），易溶于沸水；硫酸盐在水中的溶解度为（1∶30），磷酸盐在水中的溶解度为（1∶15）。

## （二）三颗针中小檗碱的提取分离

工艺流程如下：

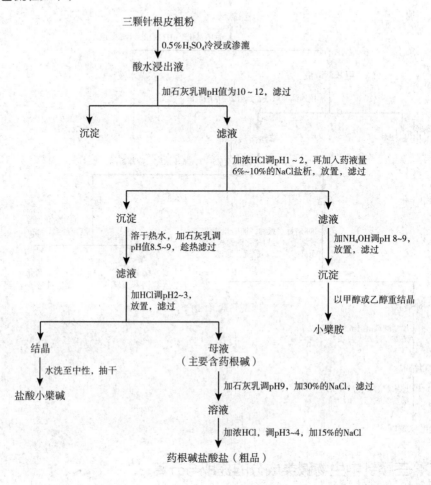

### 三颗针的来源与功效

三颗针为小檗科植物小黄连刺（*Berberis wilsonae* Hemsl.）、细叶小檗（*Berberis Poiretii* Schneid.）、匙叶小檗（*Berberis vernae* Schneid.）等同属数种植物的干燥根，具有清热燥湿、泻火解毒的作用，用于湿热泻痢、黄疸、湿疹、咽痛目赤、聍耳流脓、痈肿疮毒等。三颗针中主含小檗碱，小檗碱同时也是药材黄连中的主要成分，黄连中小檗碱含量较高但资源有限，工业生产上提取小檗碱主要以三颗针、黄柏等为原料。

## 三、洋金花中生物碱类成分的提取与分离

### （一）洋金花中的主要成分及性质

洋金花中的主要化学成分为莨菪烷类生物碱，主要有莨菪碱、山莨菪碱、东莨菪

碱、樟柳碱及 N – 去甲莨菪碱。

莨菪碱（阿托品） R=H
山莨菪碱 R=OH

东莨菪碱

樟柳碱

莨菪碱亲脂性较强，易溶于乙醇、三氯甲烷，可溶于四氯化碳、苯，难溶于水。东莨菪碱有较强的亲水性，可溶于水，易溶于乙醇、丙酮、乙醚、三氯甲烷等溶剂，难溶于苯、四氯化碳等强亲脂性溶剂。樟柳碱的溶解性与东莨菪碱相似，也具有较强的亲水性。山莨菪碱由于多一个羟基，亲脂性较莨菪碱弱。

### （二）洋金花中莨菪碱和东莨菪碱的提取分离

先用稀酸水提取，提取液通过阳离子交换柱，然后用不同碱度的碱水碱化树脂，东莨菪碱盐在较弱碱性条件下游离，莨菪碱盐在较强碱性条件下游离。利用莨菪碱和东莨菪碱的碱性强弱差异而与阳离子交换树脂交换能力不同，配合溶剂提取法，可使二者分离。其提取分离流程如下：

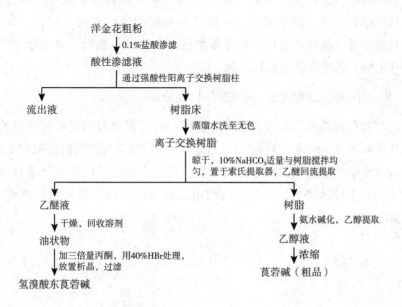

## 四、防己中生物碱类成分的提取与分离

### （一）防己中的主要成分及性质

防己中的生物碱含量高达 1.5%～2.3%，其中主要为粉防己碱（又称汉防己甲素）和防己诺林碱（又称汉防己乙素），还含少量的轮环藤酚碱以及小檗胺等。粉防己碱和防己诺林碱为叔胺生物碱，轮环藤酚碱为季铵型生物碱。

粉防己碱（汉防己甲素）　　R=CH₃
防己诺林碱（汉防己乙素）　　R=H

轮环藤酚碱

粉防己碱和防己诺林碱均为白色结晶，碱性中强。轮环藤酚碱属于季铵碱，具强碱性。粉防己碱和防己诺林碱化学结构相似，亲脂性较强，具有脂溶性生物碱的一般溶解性。但两者的分子结构中 7 位上的取代基不同，前者为甲氧基，后者为酚羟基，故粉防己碱的极性较小，能溶于冷苯；防己诺林碱的极性比前者稍大，难溶于冷苯。利用这一性质差异可将两者分离。轮环藤酚碱为水溶性生物碱，可溶于水、甲醇、乙醇，难溶于乙醚、苯等亲脂性有机溶剂。

### （二）防己中粉防己碱和防己诺林碱的提取分离

先用乙醇提取得总碱，继而利用粉防己碱、防己诺林碱与轮环藤酚碱的溶解性不同，将总生物碱溶于稀酸水，碱化后用三氯甲烷萃取脂溶性的粉防己碱和防己诺林碱，轮环藤酚碱为水溶性生物碱，仍留在碱水层；再利用粉防己碱和防己诺林碱在冷苯中的溶解性不同，用冷苯将二者分离，或利用二者极性不同用氧化铝柱色谱进行分离。工艺流程如下。

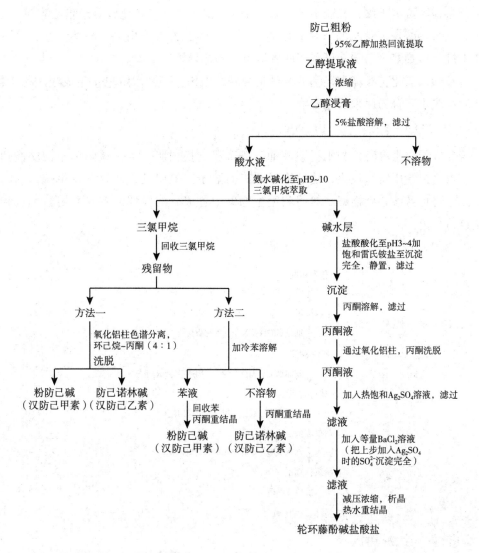

## 五、苦参中生物碱类成分的提取与分离

### （一）苦参中的主要成分及性质

苦参所含生物碱主要是苦参碱和氧化苦参碱。此外还含有羟基苦参碱、安那吉碱和去氢苦参碱等。这些生物碱都属于喹喏里西啶类衍生物。

苦参碱　　　　　　　　　　　氧化苦参碱

苦参碱既可溶于水，又能溶于三氯甲烷、乙醚、苯、二硫化碳等亲脂性溶剂。

氧化苦参碱是苦参碱的 N – 氧化物，其亲水性比苦参碱更强，易溶于水，可溶于三氯甲烷，但难溶于乙醚。可利用两者溶解性的差异将其分离。

苦参碱、氧化苦参碱和羟基苦参碱具内酰胺结构，可被水解皂化生成羧酸衍生物，酸化后又脱水环合为原来的化合物。

### （二）苦参中生物碱的提取分离

苦参以稀酸水渗滤，酸水提取液通过阳离子交换树脂，生物碱阳离子被交换到树脂上，再将树脂用氨水碱化，使生物碱游离而溶于三氯甲烷，回收三氯甲烷，以丙酮重结晶，可得苦参总生物碱。然后利用生物碱中各成分的极性的差异采用溶剂法和色谱法进行分离。

**1. 苦参中总生物碱的提取工艺流程**

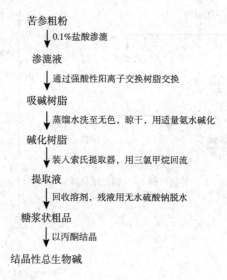

**2. 苦参中生物碱的分离**

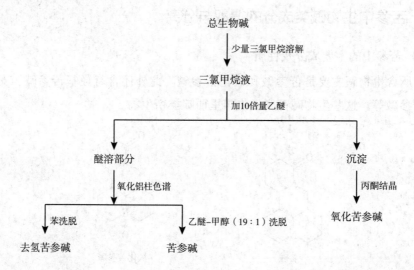

## 第四节 含生物碱类成分的常用中药

### 一、川乌

川乌为毛茛科植物乌头（*Aconitum carmichaelii* Debx）的干燥母根，具有祛风除湿，温经止痛之功效。临床可用于风寒湿痹，关节疼痛，心腹冷痛，寒疝作痛及麻醉止痛。

**（一）化学成分**

川乌主要含二萜类生物碱，属于四环或五环二萜类衍生物，据报道其所含生物碱多达 400 多种，结构复杂，其中重要且含量较高的有：乌头碱、次乌头碱和新乌头碱。

《中国药典》质量控制成分：以乌头碱、次乌头碱和新乌头碱为指标成分进行定性鉴别和含量测定，并规定三者的总量应为 0.050% ~ 0.17%。

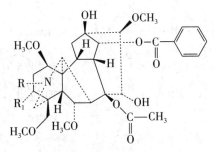

乌头碱　　R=C₂H₅，R₁=OH
次乌头碱　R=CH₃，R₁=H
新乌头碱　R=CH₃，R₁=OH

**（二）理化性质**

乌头生物碱均有完好的结晶形态，其中乌头碱为六方片状结晶，次乌头碱为白色柱状结晶，美沙乌头碱为白色结晶。

乌头碱、次乌头碱和美沙乌头碱等双酯型生物碱亲脂性较强，易溶于无水乙醇、三氯甲烷、乙醚、苯等有机溶剂，难溶于水，微溶于石油醚，三者的盐酸盐均可溶于三氯甲烷。

**（三）生物活性**

现代药理学研究表明，乌头提取物具有镇痛、消炎、麻醉、降压及对心脏产生刺激等作用。

**（四）注意问题**

由于乌头碱类化合物有剧毒，用之不当易致中毒，且毒性较强，0.2mg 即可中毒，2~4mg 即可致人死亡。其药物引起的不良反应主要涉及神经系统及心血管系统，临床应用时需注意。此外，临床应用时生品内服宜慎；孕妇禁用；不宜与半夏、瓜蒌、瓜蒌子、瓜蒌皮、天花粉、川贝母、浙贝母、平贝母、伊贝母、湖北贝母、白蔹、白及同用，临床配伍时应注意。

你知道吗

### 乌头、附子炮制原理

附子为毛茛科植物乌头（*Aconitum carmichaelii* Debx）的子根加工品；草乌则为同属植物北乌头（*A. kusnezoffii*）的块根。

乌头及附子炮制毒性减小的原理：乌头碱、次乌头碱、新乌头碱等为双酯型生物碱，毒性极强，是乌头的主要毒性成分。若将双酯型生物碱在碱水中加热，或将乌头直接浸泡于水中加热，或不加热仅在水中长时间浸泡，都可水解酯基，生成单酯型生物碱或无酯键的醇胺型生物碱。单酯型生物碱的毒性小于双酯型生物碱，而醇胺型生物碱几乎无毒性，但它们均不减低原双酯型生物碱的疗效。

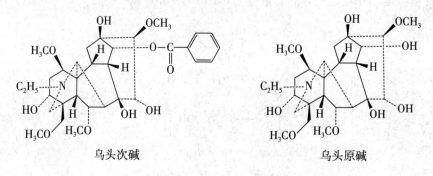

乌头次碱　　　　　　　　　　乌头原碱

## 二、黄连

黄连为毛茛科植物黄连（*Coptis chinensis* Franch.）、三角叶黄连（*Coptis deltoidea* C. Y. Cheng et Hsiao）或云连（*Coptis teeta* Wall.）的干燥根茎，以上三种分别习称"味连"、"雅连"、"云连"。具有清热燥湿，泻火解毒之功效，主要用于湿热痞满，呕吐吞酸，泻痢，黄疸，高热神昏，心火亢盛，心烦不寐，心悸不宁，血热吐衄，目赤，牙痛，消渴，痈肿疔疮；外治湿疹，湿疮，耳道流脓。

### （一）化学成分

黄连的有效成分主要是生物碱，包括小檗碱、巴马丁、黄连碱、甲基黄连碱、药根碱和木兰碱等，其中以小檗碱含量最高（可达10%）。

《中国药典》质量控制成分：以盐酸小檗碱为指标成分进行定性鉴别和含量测定，规定以盐酸小檗碱计，含小檗碱不得少于5.5%，表小檗碱不得少于0.80%，黄连碱不得少于1.6%，巴马汀不得少于1.5%；雅连含小檗碱不得少于4.5%；云连含小檗碱不得少于7.0%。

|  | R₁ | R₂ | R₃ | R₄ | R₅ |

|       | $R_1$ | $R_2$ | $R_3$ | $R_4$ | $R_5$ |
|-------|-------|-------|-------|-------|-----|
| 小檗碱 | —CH₂— | | CH₃ | CH₃ | H |
| 巴马汀 | CH₃ | CH₃ | CH₃ | CH₃ | H |
| 黄连碱 | —CH₂— | | —CH₂— | | H |
| 甲基黄连碱 | —CH₂— | | —CH₂— | | CH₃ |
| 药根碱 | H | CH₃ | CH₃ | CH₃ | H |
| 表小檗碱 | CH₃ | CH₃ | —CH₂— | | H |

### （二）理化性质

自水或稀乙醇中析出的小檗碱为黄色针状结晶，含 5.5 分子结晶水，100℃干燥后仍能保留 2.5 分子结晶水，加热至 110℃变为黄棕色，于 160℃分解。

盐酸小檗碱为黄色小针状结晶，加热至 220℃左右分解，生成红棕色小檗红碱，继续加热至 285℃左右完全熔融。故小檗碱及其盐类干燥时，温度不宜过高，一般不超过 80℃。

小檗碱属季铵型生物碱，可离子化而呈强碱性，其 pKa 值为 11.5。

游离小檗碱能缓缓溶解于水中，易溶于热水或热乙醇，在冷乙醇中溶解度不大，难溶于苯、三氯甲烷、丙酮等有机溶剂。

小檗碱盐酸盐在水中溶解度较小，为 1∶500，较易溶于沸水，难溶于乙醇。

### （三）小檗碱的鉴别反应

除了能与一般的生物碱沉淀试剂发生反应外，还具有以下特征性鉴别反应。

（1）丙酮加成反应　在盐酸小檗碱水溶液中，加入氢氧化钠使呈强碱性，然后滴加丙酮数滴，即生成黄色结晶性小檗碱丙酮加成物，有一定熔点，可供鉴别。

（2）漂白粉显色反应　在小檗碱的酸性水液中加入漂白粉（或通入氯气），溶液变为樱红色。

### （四）生物活性

小檗碱有明显的抗菌、抗病毒作用，小檗碱、黄连碱、巴马丁、药根碱等原小檗型生物碱还具有明显的抗炎、解痉、抗溃疡、免疫调节及抗癌等作用。

### （五）注意问题

黄连粉或小檗碱外用或口服偶引起过敏性皮疹；小檗碱静注或肌注有毒性反应，引起药疹、皮疹、血小板减少以致过敏性休克，静脉给予大剂量的小檗碱则可引起循环、呼吸骤停以及急性心源性脑缺氧综合征，甚至死亡，临床应用应注意。

## 三、山豆根

山豆根为豆科植物越南槐（*Sophora tonkinensis* Gagnep.）的干燥根和根茎，具有清热解毒，消肿利咽之功效。用于火毒蕴结，乳蛾喉痹，咽喉肿痛，齿龈肿痛，口舌生疮。

### （一）化学成分

生物碱是山豆根的主要活性成分，其中以苦参碱和氧化苦参碱为主。此外，还有微量的 N – 甲基金雀花碱、槐果碱、槐定碱等。

《中国药典》质量控制成分：以苦参碱和氧化苦参碱为指标成分进行定性鉴别和含量测定，并规定二者总量不得少于 0.70%。

### （二）生物活性

现代药理研究表明，山豆根对实验性肿瘤呈抑制作用，有抗溃疡作用，对金黄色葡萄球菌、大肠杆菌、痢疾杆菌、结核杆菌、麻风杆菌、白色念珠菌及钩端螺旋体等均有抑制作用；山豆根所含金雀花碱能反射性地兴奋呼吸，槐果碱和氧化苦参碱有平喘作用；此外，山豆根还有升高白细胞、抗炎、保肝、抗心律失常等作用。

### （三）注意问题

临床应用时应严格掌握剂量，一般以 3~6g 为宜。超剂量（大于 10g）使用时，可能出现不同程度的头痛，头晕，恶心，呕吐，四肢无力等中毒症状；严重时可表现为面色苍白、四肢颤抖、麻木，大汗淋漓，血压升高，心跳加快，步态不稳；继则呼吸急促、四肢抽搐、瞳孔放大，最终因为呼吸衰竭而死亡。

## 四、延胡索

延胡索（元胡）为罂粟科植物延胡索（*Corydalh yanhusuo* W. T. Wang）的干燥块茎，具有活血，行气，止痛之功效。临床常用于胸胁、脘腹疼痛，胸痹心痛，经闭痛经，产后瘀阻，跌扑肿痛。

### （一）化学成分

延胡索含有多种苄基异喹啉类生物碱，其中包括延胡索甲素、延胡索乙素、去氢延胡索甲素等，均属原小檗碱型生物碱。

《中国药典》质量控制成分：以延胡索乙素为指标成分进行定性鉴别和含量测定，并规定延胡索乙素不得少于 0.050%。

|  | $R_1$ | $R_2$ | $R_3$ | $R_4$ | $R_5$ |
|---|---|---|---|---|---|
| 延胡索乙素 | $CH_3$ | $CH_3$ | $CH_3$ | $CH_3$ | H |
| 延胡索甲素 | $CH_3$ | $CH_3$ | $CH_3$ | $CH_3$ | $CH_3$ |
| 氢化小檗碱 | —$CH_2$— | | $CH_3$ | $CH_3$ | H |

|  | R<sub>1</sub> | R<sub>2</sub> | R<sub>3</sub> | R<sub>4</sub> | R<sub>5</sub> |
| 去氢延胡索甲素 | $CH_3$ | $CH_3$ | $CH_3$ | $CH_3$ | $CH_3$ |

**（二）理化性质**

游离延胡索乙素为淡黄色结晶，熔点 148～149℃，难溶于水，易溶于三氯甲烷、苯、乙醚及热乙醇。其盐酸盐熔点 210，难溶于水；其酸性硫酸盐为无色针状结晶，熔点 245～246℃。

**（三）生物活性**

延胡索生物总碱具有活血散瘀，理气止痛的功效，常用于治疗胸胁、脘腹疼痛、经闭痛经、产后瘀阻、跌打损伤等。延胡索乙素具有较强的镇痛作用，对慢性持续性疼痛及内脏钝痛效果较好。

**（四）注意问题**

临床应用延胡索乙素毒副作用较小，一般用量对心率、血压及肝肾功能均无明显影响。在治疗量时，可能有眩晕、乏力，偶见恶心；过量可出现呼吸抑制、帕金森综合征等表现。

## 五、天仙子

天仙子为茄科植物莨菪（*Hyoscyamus niger* L.）的干燥成熟种子，具有解痉止痛，平喘，安神之功效。临床常用于胃脘挛痛，喘咳，癫狂。

**（一）化学成分**

天仙子主要含莨菪碱、东莨菪碱等莨菪烷类生物碱（结构式见本章第三节）。

《中国药典》质量控制成分：以氢溴酸东莨菪碱和硫酸阿托品为指标成分进行定性鉴别和含量测定，规定含莨菪碱和东莨菪碱总量不少于0.080%。

**（二）生物活性**

现代药理研究表明，天仙子含的生物碱对平滑肌有明显的松弛作用，并能升高眼压与调节麻痹，还可用于锑剂中毒引起的严重心律失常。

**（三）注意问题**

天仙子的安全用药范围很窄，过量易导致中毒死亡，临床上心脏病、心动过速、青光眼患者及孕妇禁用，用量控制在0.06～0.6g。

## 六、马钱子

马钱子为马钱科植物马钱（*Strychnos nuxvomica* L. ）的干燥成熟种子，具有通络止痛，散结消肿之功效。临床常用于跌打损伤，骨折肿痛，风湿顽痹，麻木瘫痪，痈疽疮毒，咽喉肿痛。

### （一）化学成分

马钱子中生物碱含量约为 1.5% ~ 5% ，其中主要生物碱是士的宁（又称番木鳖碱）和马钱子碱，此外还含有少量的 10 余种其他吲哚类生物碱。

《中国药典》质量控制成分：以士的宁和马钱子碱为指标成分进行定性鉴别和含量测定，规定士的宁为 1.20% ~ 2.20% ，马钱子碱不得少于 0.80% 。

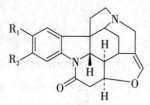

士的宁　$R_1 = R_2 = H$
马钱子碱　$R_1 = R_2 = OCH_3$

### （二）理化性质

士的宁为单斜柱状结晶（EtOH），熔点 286 ~ 289℃ ，味极苦，毒性极强。马钱子碱为针状结晶（丙酮 – 水），熔点 178℃ ，味极苦，有强毒性。

### （三）马钱子生物碱的鉴别方法

**1. 与硝酸作用**　士的宁与硝酸作用显淡黄色，再于 100℃ 加热蒸干，残渣遇氨气转变为紫红色。马钱子碱与浓硝酸接触即显深红色，再加氯化亚锡溶液，则由红色转变为紫色。

**2. 与浓硫酸/重铬酸钾作用**　士的宁加浓硫酸 1ml，加少许重铬酸钾晶体，最初显蓝紫色，渐变为紫堇色、紫红色，最后为橙黄色。马钱子碱在此条件下不能产生相似的颜色反应。

### （四）生物活性

马钱子碱通过外周和中枢两种途径发挥镇痛作用，并具有免疫调节、抗肿瘤和抗心律失常作用。

### （五）注意问题

马钱子所含生物碱主要是士的宁和马钱子碱，前者约占总生物碱的 45% ，是主要的有效成分，亦是有毒成分，成人用量 5 ~ 10mg 可发生中毒现象，30mg 可致死。此外，孕妇禁用；不宜多服久服及生用；运动员慎用；有毒成分能经皮肤吸收，外用不宜大面积涂敷。临床用量控制在 0.3 ~ 0.6g。

## 七、千里光

千里光为菊科植物千里光（*Senecio scandens* Buch. – Ham.）的干燥地上部分，具有清热解毒，明目，利湿之功效。临床常用于痈肿疮毒，感冒发热，目赤肿痛，泄泻痢疾，皮肤湿疹。

### （一）化学成分

千里光主要含有吡咯里西啶类生物碱，包括千里光碱、千里光菲宁碱及痕量的阿多尼弗林碱。

《中国药典》质量控制成分：以阿多尼弗林碱和金丝桃苷为指标成分进行含量测定，规定阿多尼弗林碱不得过 0.004%，金丝桃苷不得少于 0.030%。

阿多尼弗林碱

### （二）生物活性

一些吡咯里西啶类生物碱在体内代谢成相应的吡咯衍生物后，可干扰细胞的有丝分裂，因而表现出抗肿瘤活性。此外，有一些却具有肝毒、致畸、致突变、致癌等毒性。

### （三）注意问题

千里光具有肝、肾毒性和胚胎毒性，因此在临床使用时需注意。

## 八、雷公藤

雷公藤为卫矛科植物雷公藤（*Tripterygium wilfordii* Hook）的干燥根，具有祛风除湿、通络止痛、消肿止痛、解毒杀虫之功效。可用于湿热结节、癌瘤积毒等。

### （一）化学成分

雷公藤中主要含有倍半萜大环内酯生物碱和精眯类生物碱，前者主要包括雷公藤碱、雷公藤次碱、雷公藤宁碱、雷公藤碱丁（又称雷公藤春碱）和雷公藤碱己等，后者有呋喃南蛇碱、苯乙烯南蛇碱、苯代南蛇碱等。目前研究中常以雷公藤甲素为指标成分进行质量控制。

### （二）生物活性

现代药理研究表明，雷公藤具有抗肿瘤、抗炎、抗生育、免疫抑制等活性。

### （三）注意问题

雷公藤的毒副作用主要表现在胃肠道症状、白细胞和血小板减少、肾功能受损等。雷公藤中毒则恶心，呕吐，腹痛，腹泻，血压下降，呼吸困难，最后因心脏及呼吸抑制而死亡。因本品有大毒，使用时当十分谨慎。

# 实训四　黄柏中小檗碱的提取分离与检识

## 一、实训目的

1. 掌握用渗漉法提取黄柏中小檗碱的操作技术。
2. 会用化学法检识小檗碱。
3. 练习用色谱法检识小檗碱。

## 二、实训原理

小檗碱属于季铵碱，其游离碱在水中溶解度较大，其盐类以含氧酸盐在水中溶解度较大，其盐酸盐在水中溶解度较小。利用此性质结合盐析法，可将小檗碱从黄柏中提取出来。

由于黄柏中含有黏液质，故采用石灰乳使药材中的黏液质与石灰乳生成难溶性的钙盐，同时碱性条件下小檗碱游离出溶液水层，加盐酸使其转化为盐酸盐，降低其在水中的溶解度，再结合盐析法，使小檗碱以沉淀析出。📱微课

## 三、实训材料

1. **装置和器具**　烧杯、抽滤装置、渗漉装置、硅胶 G 薄层板、紫外光灯（365nm）等。

2. **药品和试剂**　黄柏粗粉、石灰乳、氯化钠、浓盐酸、改良碘化铋钾试剂、环己烷－乙酸乙酯－异丙醇－甲醇－水－三乙胺（3∶3.5∶1∶1.5∶0.5∶1）、盐酸小檗碱对照品、新配制氯水饱和溶液、碘溶液、10% 氢氧化钠、丙酮、浓硝酸、漂白粉、蒸馏水等。

## 四、实训步骤

1. **小檗碱的提取**　称取黄柏粗粉 200g，加入 150ml 石灰乳拌湿，溶胀 30 分钟后加入 8 倍量的水浸渍 90 分钟后渗漉。渗漉液中加入总体积 10% 的食盐（缓慢加入），部分未溶解的食盐用玻璃棒搅拌，静置过夜，抽滤，得到盐酸小檗碱的粗品。

2. **小檗碱的精制**　将粗品小檗碱加水适量（水量约为干品的 30 倍或湿品的 10 倍）加热 30 分钟，煮沸搅拌充分溶解后，趁热过滤。滤液加浓盐酸调 pH 1～2，放置 2 小时，过滤。滤出的沉淀用少量蒸馏水洗至 pH 值为 5，抽干，80℃以下干燥，即得盐酸

小檗碱精制品。

**3. 鉴定**

（1）取盐酸小檗碱水溶液 2ml 溶解后，加入浓硝酸，可得黄绿色硝酸小檗碱沉淀。

（2）取盐酸小檗碱少许，加稀盐酸 2ml 溶解后，加漂白粉少许，即产生樱红色。

（3）取盐酸小檗碱水溶液 1ml，滴加碘溶液，生成黄色沉淀。

（4）取盐酸小檗碱水溶液 1ml，加稀盐酸 1 滴，加新配制的氯水饱和溶液，振摇后显暗红色。

（5）薄层色谱鉴定 吸附剂：硅胶 G 薄层板。样品液：实验产品盐酸小檗碱甲醇溶液。对照品：盐酸小檗碱对照品甲醇溶液。展开剂：环己烷 - 乙酸乙酯 - 异丙醇 - 甲醇 - 水 - 三乙胺（3∶3.5∶1∶1.5∶0.5∶1）。显色剂：改良碘化铋钾试剂。先置紫外光灯（365nm）下检视，再喷显色剂，如实记录现象。

## 五、实训说明

1. 提取时水溶液冷浸时间越长，浸出效果越好。

2. 精制过程中，煮沸后的溶液应采用抽滤或保温过滤方式，趁热迅速过滤，以免溶液因冷却而析出盐酸小檗碱结晶，造成产率下降。

3. 加氯化钠盐析时，氯化钠的用量不可过多，浓度一般不可超过 10%，否则溶液的比重会增大，造成析出的盐酸小檗碱结晶呈上浮状态难以下沉。

## 六、实训思考

1. 填装渗漉筒的操作应注意哪些问题？

2. 什么是盐析法？适用哪些范围？

3. 讨论整个实验过程哪些步骤会影响到小檗碱产量？

### 目标检测

**一、单项选择题**

1. 生物碱沉淀反应的条件是（  ）
   A. 酸性水溶液　　B. 碱性水溶液　　C. 中性水溶液　　D. 盐水溶液

2. 生物碱碱性最强的是（  ）
   A. 伯胺生物碱　　B. 叔胺生物碱　　C. 仲胺生物碱　　D. 季铵生物碱

3. 碱性不同的生物碱混合物的分离可选用（  ）
   A. 简单萃取法　　B. 酸溶碱沉淀法　　C. pH 梯度萃取法　　D. 有机溶剂回流法

4. 溶解游离亲脂性生物碱的最好溶剂为（  ）
   A. 水　　　　　　B. 甲醇　　　　　　C. 正丁醇　　　　　D. 三氯甲烷

5. 常用于分离季铵碱的生物碱沉淀试剂是（　　）

　　A. 碘化汞钾　　　　　B. 碘化铋钾　　　　　C. 硅钨酸　　　　　D. 雷氏铵盐

6. 生物碱碱性的表示方法常用（　　）

　　A. $pK_b$　　　　　　B. $K_b$　　　　　　　C. pH　　　　　　　D. $pK_a$

7. 碘化铋钾反应生成的沉淀颜色为（　　）

　　A. 白色　　　　　　B. 黑色　　　　　　C. 棕色　　　　　　D. 橘红色

8. 具有挥发性的生物碱是（　　）

　　A. 吗啡碱　　　　　B. 麻黄碱　　　　　C. 苦参碱　　　　　D. 小檗碱

9. 具有升华性的生物碱是（　　）

　　A. 烟碱　　　　　　B. 咖啡因　　　　　C. 槟榔碱　　　　　D. 苦参碱

10. 在常温下呈液体的生物碱是（　　）

　　A. 槟榔碱　　　　　B. 麻黄碱　　　　　C. 苦参碱　　　　　D. 莨菪碱

## 二、多项选择题

1. 生物碱常用的提取方法有（　　）

　　A. 醇提取丙酮沉淀法　　　　　　　　B. 酸水提取法

　　C. 亲脂性有机溶剂提取法　　　　　　D. 醇类溶剂提取法

　　E. 碱提取酸沉淀法

2. 可作生物碱沉淀试剂的是（　　）

　　A. 碘化铋钾　　　　　B. 雷氏铵盐　　　　　C. 硅钨酸

　　D. 碘化汞钾　　　　　E. 钼酸钠

3. 关于生物碱的沉淀反应，说法正确的是（　　）

　　A. 一般在稀酸水溶液中进行

　　B. 仲胺一般不与生物碱沉淀试剂反应

　　C. 选用一种沉淀试剂反应呈阳性，即可判断有生物碱

　　D. 有些沉淀试剂可用作纸色谱和薄层色谱的显色剂

　　E. 一般在稀碱水溶液中进行

4. 用溶剂法提取生物碱常采用的方法为（　　）

　　A. 萃取法　　　　　B. 水蒸气蒸馏法　　　　　C. 分馏法

　　D. 浸渍法　　　　　E. 渗漉法

5. 用酸水提取生物碱时，可用（　　）

　　A. 煎煮法　　　　　B. 回流法　　　　　C. 渗漉法

　　D. 浸渍法　　　　　E. 连续回流法

## 三、思考题

1. 某植物药含有季铵碱、叔胺碱、酚性叔胺碱及水溶性、脂溶性杂质，设计提取分离三种生物碱的工艺流程。

2. 生物碱用水提取时为什么常常加入酸？生物碱采用亲脂性有机溶剂提取时为什么常常先用碱水润湿药材？

（杨　柳）

---

**书网融合……**

微课　　划重点1　　划重点2

划重点3　　划重点4　　自测题

**第八章** 苯丙素类成分

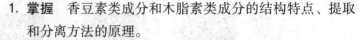

学习目标

**知识要求**

1. **掌握** 香豆素类成分和木脂素类成分的结构特点、提取和分离方法的原理。

2. **熟悉** 香豆素类成分和木脂素类成分的结构类型、性质和检识方法。

3. **了解** 含香豆素类成和木脂素类成分的常用中药及所属结构类型、质量控制成分、生物活性和使用注意等。

**能力要求**

1. 能熟练完成香豆素类成分和木脂素类成分的提取和分离操作。

2. 学会香豆素类成分和木脂素类成分的理化检识操作。

3. 练习香豆素类成分和木脂素类成分的色谱检识操作。

 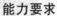 实例分析

**实例** 目前临床中应用最为广泛的抗凝药物是华法林，也叫作苄丙酮香豆素。除此之外，还有双香豆素、醋硝香豆素，醋硝香豆素也叫作新抗凝药。华法林是一种维生素 K 拮抗剂，这类药物在服用过程中要注意定期监测 INR，也就是国际标准化比值。这个药物可以适用于肺栓塞、房颤复律前以及复律后的治疗，对于机械人工瓣置换术后的人需要长期口服华法林。

**讨论** 1. 简述香豆素的结构特征。

2. 香豆素有哪些理化性质？

3. 哪些中药含有类似的化学成分？如何提取这些有效成分？

苯丙素类是由一个或多个苯环与三个直链碳连接（$C_6 - C_3$ 基团）单元构成的天然化合物，广泛存在于中药中。这类物质一般具有苯酚结构，是酚性物质，涵盖了多数的天然芳香族化合物。在生物合成上，苯丙素类化合物多数由莽草酸通过苯丙氨酸和酪氨酸等芳香氨基酸，经脱氨、羟基化等一系列反应形成。本章介绍香豆素类成分和木脂素类成分。

**第一节 香豆素类成分**

PPT

香豆素类化合物广泛存在于自然界，最早从豆科植物香豆中提取获得，因其具有

芳香气味，故而称为香豆素。香豆素可用于制造香料，也可作为糖果、糕点的调味剂。香豆素是制造多种化学品的基本原料，也具有重要的药用价值。含香豆素类成分的中药如秦皮、补骨脂、蛇床子、白芷、独活、前胡、茵陈、千金子、肿节风、续随子、祖师麻等。

香豆素类成分在植物体内往往以游离香豆素（即香豆素苷元）或与糖结合成苷（称为香豆素苷）的形式存在。

## 一、香豆素的结构与分类

### （一）结构

香豆素类化合物是具有苯骈 $\alpha$ – 吡喃酮母核的一类天然化合物的总称，从结构上可看成是由顺式邻羟基桂皮酸分子内脱水而成的内酯类化合物，具有 $C_6$ – $C_3$ 基本骨架。

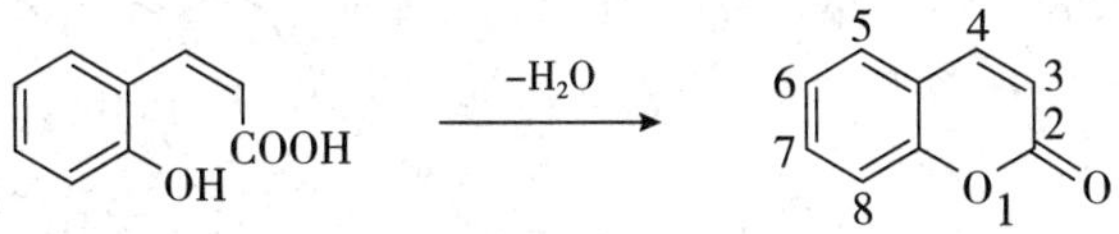

顺式邻羟基桂皮酸 → 香豆素

### （二）分类

香豆素的苯环上常有羟基、甲氧基等取代，其结构类型见表 8 – 1。

表 8 – 1　香豆素类成分的主要结构类型

| 类型 | 基本母核 | 活性成分实例 |
| --- | --- | --- |
| 简单香豆素类 | 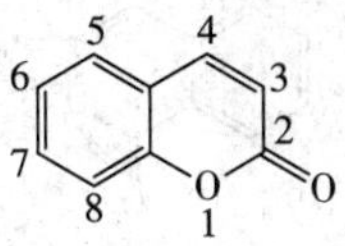 | 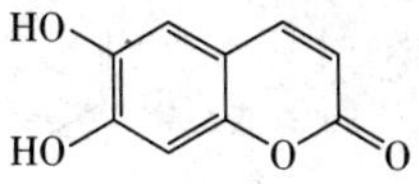 七叶内酯 |
| 呋喃香豆素类 | | |
| （1）6，7 – 呋喃香豆素类 | 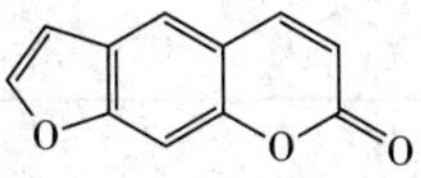 线型 | 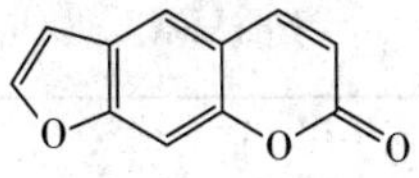 补骨脂内酯（补骨脂素） 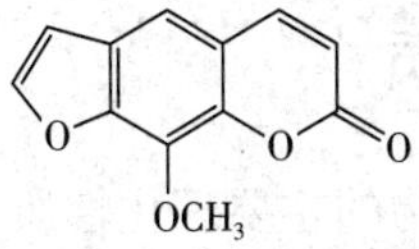<br> 花椒毒内酯 |

续表

| 类型 | 基本母核 | 活性成分实例 |
|---|---|---|
| （2）7，8-呋喃香豆素类 | 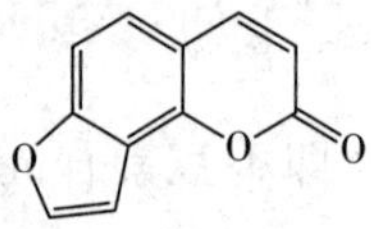 <br>角型 | 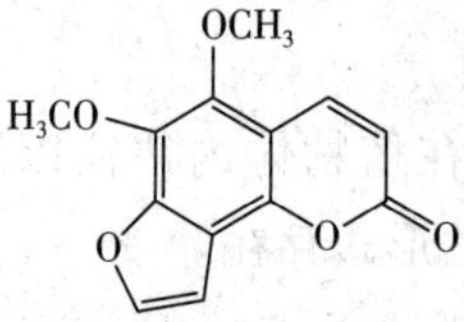 茴芹内酯 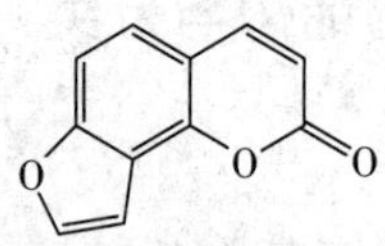<br><br>异补骨脂内酯<br>(异补骨脂素) |
| 吡喃香豆素类 | | |
| （1）6，7-吡喃香豆素类 | 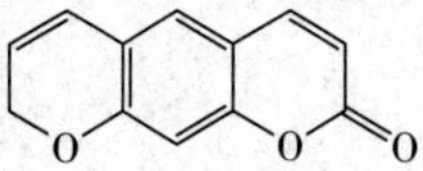 <br>线型 | 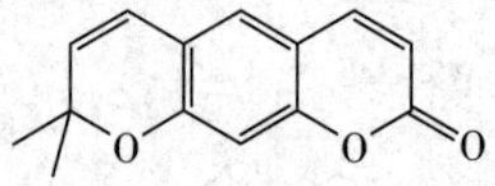 花椒内酯 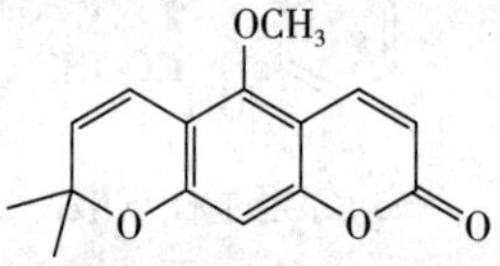<br><br>美花椒内酯 |
| （2）7，8-吡喃香豆素类 | 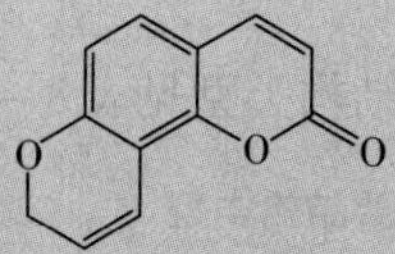 <br>角型 | 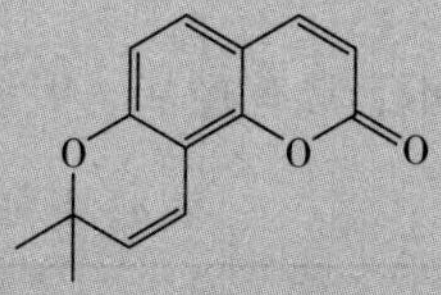 邪蒿内酯 |
| 其他香豆素类 | 异香豆素 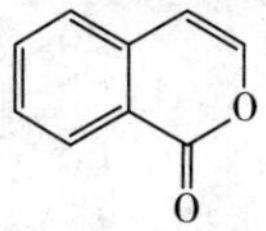 | 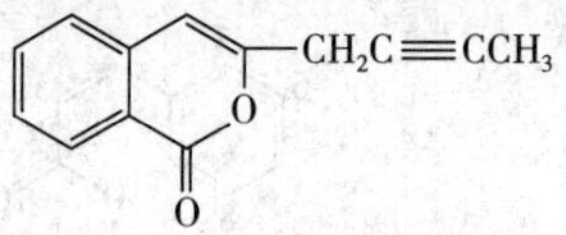 茵陈内酯 |
| | 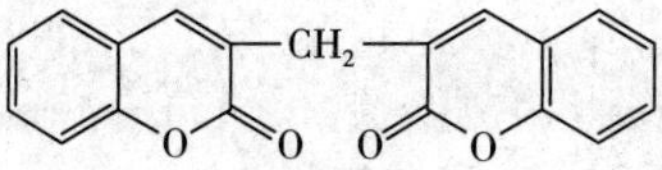 双香豆素 | 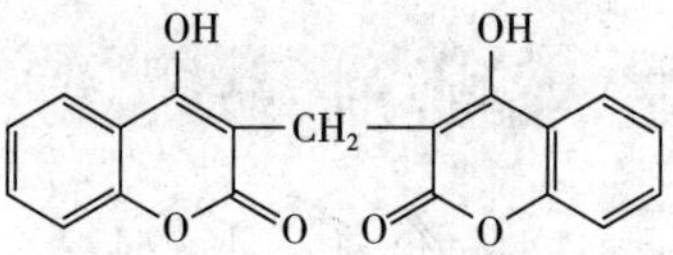 紫苜蓿酚 |

## 二、理化性质

香豆素类化合物的主要理化性质见图 8-1。 🅴 微课

### 你知道吗

香豆素类药物是一类口服抗凝药物。其共同结构为 4-羟基香豆素。同时，双香豆素还可以用于对付鼠害。当初人们在牧场牲畜因抗凝作用导致内出血致死的过程中发

现双香豆素，意识到了这一类物质的抗凝作用，引起了之后对香豆素类药物的研究和合成，从而为医学界提供了多一种重要的凝血药物。

香豆素类化合物是一种具有很强的生理活性、药理活性及生物活性的天然产物。除了具有抗凝血之外，还具有抗肿瘤、抗病毒、增强自身免疫能力、抗细胞增生、抗菌、抗艾滋病、抗疲劳及钙拮抗性等功效。

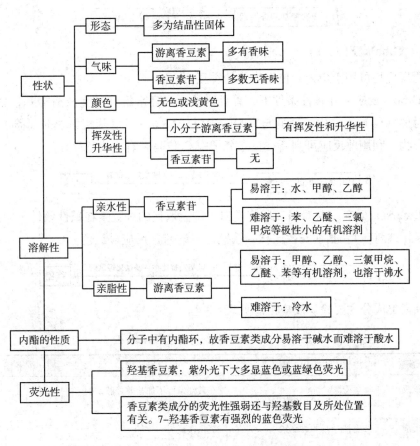

图 8-1　香豆素类成分的主要理化性质

## 三、检识反应

### （一）异羟肟酸铁反应（内酯的颜色反应）

香豆素类成分具有内酯结构，在碱性条件下内酯开环，与盐酸羟胺缩合成异羟肟酸，在酸性条件下与 $Fe^{3+}$ 络合成异羟肟酸铁而显红色。检识方法如下。

取样品乙醇液 1ml 放于试管中，加新配制的 1mol/L 盐酸羟胺甲醇液 0.5ml、6mol/L 氢氧化钾甲醇液 0.2ml，加热至沸，冷却，加 5% 盐酸酸化，最后滴加 1% 三氯化铁溶液 1~2 滴，显红色或紫红色。

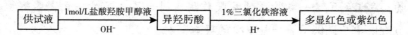

供试液 →[1mol/L盐酸羟胺甲醇液 / OH⁻]→ 异羟肟酸 →[1%三氯化铁溶液 / H⁺]→ 多显红色或紫红色

## （二）三氯化铁反应（酚羟基的颜色反应）

凡具有酚羟基的香豆素，该反应均呈阳性。

取样品乙醇液1ml放于试管中，加1%三氯化铁溶液1～2滴，显绿至墨绿色。

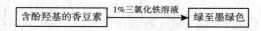

含酚羟基的香豆素 →[1%三氯化铁溶液]→ 绿至墨绿色

## （三）Gibb's 反应、Emerson 反应

此两反应均可用于检识6位无取代的香豆素。

**1. Gibb's 反应**　在碱性条件下，香豆素的内酯环水解开环生成酚羟基，如果该酚羟基的对位（$C_6$）无取代，即能与Gibbs试剂（2，6-二氯苯醌氯亚胺试剂）缩合成蓝色化合物。利用此反应可判断香豆素分子中$C_6$位是否有取代基存在。

C₆位无取代的香豆素 →[Gibbs试剂（2,6-二氯苯醌氯亚胺试剂） / OH⁻]→ 蓝色

**2. Emerson 反应**　与Gibb's反应类似，$C_6$无取代的香豆素在碱性条件下内酯开环，与Emerson试剂（4-氨基安替比林-铁氰化钾试剂）反应显红色。

C₆位无取代的香豆素 →[Emerson试剂（4-氨基安替比林-铁氰化钾试剂） / OH⁻]→ 红色

香豆素类成分主要检识反应汇总见表8-2。

表8-2　香豆素类成分的主要检识反应

| 检识反应 | 检识对象 | 检识试剂 | 检识现象 |
| --- | --- | --- | --- |
| 异羟肟酸铁反应 | 香豆素 | 先在碱性条件下加盐酸羟胺试剂 后在酸性条件下加三氯化铁试剂 | 多显红～紫红色 |
| 三氯化铁反应 | 含酚羟基的香豆素 | 三氯化铁试剂 | 绿至墨绿色 |
| Gibb's 反应 | $C_6$ 位无取代的香豆素 | 在碱性条件下加 Gibb's 试剂 （2，6-二氯苯醌氯亚胺试剂） | 蓝色 |
| Emerson 反应 | $C_6$ 位无取代的香豆素 | 在碱性条件下加 Emerson 试剂 （4-氨基安替比林-铁氰化钾试剂） | 红色 |

## 你知道吗

### 内酯的性质及应用

香豆素类化合物因分子中具内酯结构，在稀碱中能水解开环，生成易溶于水的顺式邻羟基桂皮酸盐，酸化后又可环合生成原来的香豆素而沉淀析出。故香豆素类成分易溶于碱水而难溶于酸水，因此，可采用碱溶酸沉法提取香豆素类化合物。但要注意，提取时不能与碱长时间加热，否则顺式邻羟基桂皮酸盐会转变为稳定的反式邻羟基桂

皮酸盐，失去了可逆性，酸化后就不能再环合成原来的香豆素了。另外，提取时也不能与浓碱（20%~30%的 NaOH 溶液）共沸，否则易破坏香豆素母核。

## 四、提取方法

**1. 有机溶剂提取法** 游离香豆素具有亲脂性，可用苯、乙醚、乙酸乙酯等极性小的有机溶剂提取。

**2. 极性溶剂提取法** 香豆苷具有亲水性，可用水、乙醇等溶剂加热提取。若药材中同时存在香豆素苷及苷元时，也可先用乙醇提取，浓缩后加水稀释，再用萃取法分离苷和苷元。

**3. 系统溶剂提取法** 当一种药材中同时存在多种香豆素时，可用石油醚、苯、乙醚、乙酸乙酯、丙酮和甲醇等溶剂分别提取，各部分提取液浓缩后都有可能获得结晶。注意苯的毒性较大，应尽量少用或不用。

**4. 碱溶酸沉法** 香豆素类化合物因有内酯结构，具有易溶于碱水难溶于酸水的性质，故可采用碱溶酸沉法提取。但要注意，提取时不能与碱长时间加热，也不能与浓碱共沸，否则易破坏香豆素母核。该法因条件不易控制，效果并不理想，故不常用。

**5. 水蒸气蒸馏法** 该法可用于提取具有挥发性的小分子香豆素类化合物。

## 五、分离方法

对于香豆素苷和苷元，可利用其在水和亲脂性有机溶剂中溶解性的不同，采用萃取法分离。含酚羟基的香豆素可利用其酸性与其他香豆素相分离。

对于亲脂性不同的香豆素苷元，可用分步结晶法。该法可单独使用，也可与分步沉淀法结合使用，适用于含量较高的香豆素。具体是利用含氧香豆素在石油醚中溶解度较小的特点，在含香豆素的乙醚提取液中逐步加入石油醚，使香豆素逐步析出。一般在分步结晶后，其母液仍需作进一步的分离纯化。

对于一些结构类似的香豆素，用上述方法无法得到纯品，往往需要结合色谱法才能实现有效分离。

你知道吗

### 超临界流体萃取法及其在香豆素提取分离中的应用

超临界流体萃取法是一种以超临界流体（如 $CO_2$）代替常规有机溶剂对目标组分进行萃取和分离的新型技术。该法的优点是可以在近常温条件下，提取分离不同极性、不同沸点的化合物，几乎能保留中药中全部有效成分，无有机溶剂残留。

用超临界流体萃取法可直接提取游离香豆素，而对于香豆素苷类则可通过加入乙醇等极性溶剂作夹带剂来提取。

PPT

## 第二节　木脂素类成分

### 一、木脂素的结构与分类

#### （一）结构

木脂素属于植物雌激素，是一类由两分子苯丙素衍生物（即 $C_6 - C_3$ 单体）聚合而成的天然化合物，多数呈游离状态，少数与糖结合成苷而存在于植物的木部和树脂中，故而得名。通常所指其二聚体，少数可见三聚体、四聚体。组成木脂素的单体有桂皮酸、桂皮醇、丙烯苯、烯丙苯等。它们可脱氢，形成不同的游离基，各游离基相互缩合，即形成各种不同类型的木脂素，多在 β 位结合，在其他位置结合的称为新木脂素。

#### （二）分类

木脂素按照基本碳架和缩合情况进行分类，见表 8 - 3。

表 8 - 3　木脂素类成分的主要结构类型

| 类型 | 基本母核 | 活性成分实例 |
|---|---|---|
| 简单木脂素 | | 二氢愈创木脂酸 |
| 单环氧木脂素 | $C_7-O-C_7'$环合 | 恩施脂素 |
| 木脂内酯 | | 牛蒡苷元　R=H<br>牛蒡子苷　R=glc |

续表

| 类型 | 基本母核 | 活性成分实例 |
|---|---|---|
| 联苯环辛烯类木脂素 | | 五味子醇　R＝H<br>五味子甲素　R＝CH₃ |
| 联苯型木脂素 | | 厚朴酚　　　　　　　和厚朴酚 |

## 二、理化性质

木脂素类化合物的主要理化性质见图 8－2。

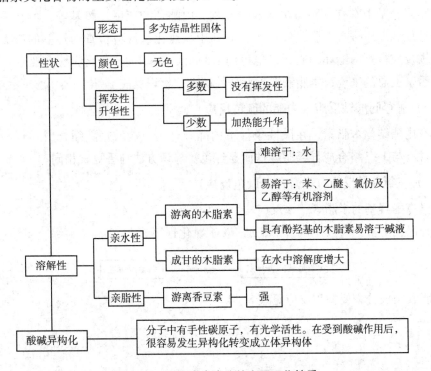

图 8－2　木脂素类成分的主要理化性质

你知道吗

### 木脂素的生物活性

**1. 抗肿瘤作用** 小檗科鬼臼属及其近缘植物中，普遍存在且含量较高的各种鬼臼毒素类木脂，均显示强的细胞毒活性，能显著抑制癌细胞的增殖。

**2. 肝保护和抗氧化作用** 五味子和华中五味子果实中的各种联苯环辛烯类木脂素，均有保护和降低血清谷丙转氨酶作用。

**3. 血小板活化因子拮抗活性** 海风藤中获得的新木脂素类成分对 PAF 受体结合有明显抑制作用，其中海风藤酮活性最强。

**4. 平滑肌结晶作用** 五味子果实中的木脂素类成分对由 $PGF_{2\alpha}$ 和 $CaCl_2$ 引起的立体狗肠系膜动脉收缩有抑制作用，显示钙拮抗活性，其中戈米辛 J 活性最强。

**5. 毒鱼作用** 爵床属植物中的爵床脂素 A、B 和山荷叶素均有毒鱼作用，其毒性强度与鱼藤酮相当，对昆虫和高级动物则毒性较小。

**6. 杀虫作用** 透骨草中的乙酰透骨草脂素具胃毒作用，是杀蝇成分。芝麻素、细辛素、罗汉松脂素本身虽无杀虫作用，但对其他杀虫剂有增效作用。

**7. 其他作用** 某些木脂素还具有 cAMP 磷酸二酯酶抑制活性、免疫增强、促进蛋白质和糖原的合成等多种作用。

## 三、检识反应

木脂素分子中常有一些功能基如酚羟基、内酯环和亚甲二氧基等，可利用这些功能基的性质和反应进行木脂素的检识，如利用三氯化铁反应检查酚羟基的有无，用异羟肟酸铁反应检查内酯环的有无，也可用 Labat 反应和 Ecgrine 反应检查亚甲二氧基的存在与否。但总的来说，木脂素缺乏特征性的理化检识反应。

### （一）异羟肟酸铁反应（内酯的颜色反应）

具有内酯结构木脂素，在碱性条件下内酯开环，与盐酸羟胺缩合成异羟肟酸，在酸性条件下与 $Fe^{3+}$ 络合成异羟肟酸铁而显红色。检识方法与香豆素相同。

### （二）三氯化铁反应（酚羟基的颜色反应）

凡具有酚羟基的木脂素，该反应均呈阳性。

取样品乙醇液 1ml 放于试管中，加 1% 三氯化铁溶液 1~2 滴，显绿至墨绿色。

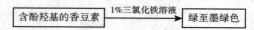

含酚羟基的香豆素 —1%三氯化铁溶液→ 绿至墨绿色

木脂素类成分主要检识反应见表 8-4。

表 8 – 4 木脂素类成分的主要检识反应

| 检识反应 | 检识对象 | 检识试剂 | 检识现象 |
|---|---|---|---|
| 三氯化铁反应 | 含酚羟基的木脂素 | 三氯化铁试剂或重氮化试剂 | 绿至墨绿色 |
| Labat 反应 | 含亚甲二氧基的木脂素 | 没食子酸、浓硫酸试剂 | 蓝绿色 |
| Ecgrine 反应 | 含亚甲二氧基的木脂素 | 变色酸、浓硫酸试剂 | 蓝紫色 |
| 异羟肟酸铁反应 | 含内酯环的木脂素 | 盐酸羟胺甲醇液、三氯化铁溶液 | 紫红色 |

## 四、提取方法

游离的木脂素是亲脂性的，能溶于乙醚等低极性溶剂，可用低极性有机溶剂直接提取，或用乙醇（或丙酮）提取，提取液浓缩后，用石油醚或乙醚溶解，经过多次溶出，即可得到纯品。（注意事项：其在植物体内往往与树脂共存，溶剂处理时容易树脂化，不宜分离。）木脂素苷亲水性强，可以按苷类的提取方法进行提取，由于苷元分子相对较大，应采用中低极性的溶剂。具内酯结构的木脂素也可利用其溶于碱液的性质，而与其他非皂化的亲脂性成分分离，但要注意木脂素的异构化，尤其不适用于有旋光活性的木脂素。

## 五、分离方法

木脂素的分离可因被提取的木脂素的性质不同而采用溶剂萃取法、分级沉淀法、重结晶等方法，进一步分离还需要依靠色谱分离法。吸附柱色谱、分配柱色谱在木脂素的分离中都有广泛的应用。如：朴酚的分离，先用甲醇提取，提取物用水加热溶解后，用正己烷除去油脂后，再用乙醚萃取，回收乙醚的浸膏上硅胶柱，用三氯甲烷洗脱，分别分离得到厚朴酚和和厚朴酚。

## 第三节 药材实例

PPT

## 一、秦皮中香豆素类成分的提取与分离

### （一）秦皮主要成分与性质

秦皮中主要含有七叶内酯（又称秦皮乙素）和七叶苷（又称秦皮甲素），具有抗炎、镇痛、止咳、祛痰与平喘等作用。

七叶内酯（秦皮乙素） R=H
七叶苷（秦皮甲素） R=葡萄糖

七叶内酯为黄色针状晶体，熔点为 268～270℃，易溶于乙醇、乙酸乙酯、稀碱水，

几乎不溶于三氯甲烷、乙醚等极性小的有机溶剂。

七叶苷为白色或淡黄色针状晶体，熔点为 204~206℃，可溶于乙醇、碱水、沸水，难溶于三氯甲烷及乙酸乙酯。

### （二）秦皮中七叶内酯和七叶苷的提取与分离

根据秦皮中七叶内酯和七叶苷均溶于热乙醇的性质，用乙醇回流提取。利用七叶苷和七叶内酯均不溶于三氯甲烷的性质，可用三氯甲烷洗涤除去亲脂性杂质，利用七叶苷和七叶内酯在乙酸乙酯中的溶解度不同，用萃取法分离。工艺流程如下。

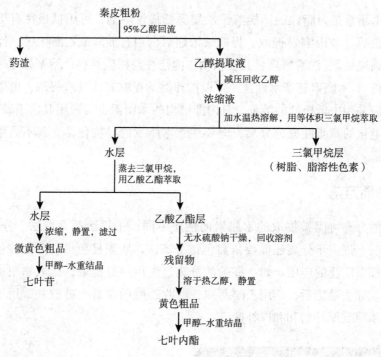

请你想一想

1. 提取七叶内酯和七叶苷的原理是什么？
2. 除去脂溶性杂质的依据是什么？
3. 分离七叶内酯和七叶苷的原理是什么？

你知道吗

#### 秦皮质量控制

《中国药典》质量控制成分：以秦皮甲素、秦皮乙素和秦皮素为指标成分进行定性鉴别，主要是利用其在紫外灯下能显蓝色荧光的性质，在其薄层色谱检识中采用荧光法显色；以秦皮甲素和秦皮乙素为指标成分进行含量测定，规定二者总量不得少于 1.0%。

## 二、补骨脂中香豆素类成分的提取与分离

### （一）补骨脂主要成分及性质

补骨脂主要含有补骨脂内酯和异补骨脂内酯，具有温肾助阳、纳气平喘、温脾止泻的功效。用于治疗肾阳不足、阳痿遗精、遗尿尿频、腰膝冷痛、肾虚作喘、五更泄泻等症。

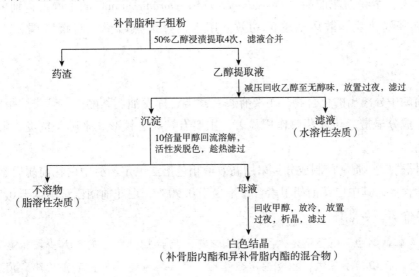

补骨脂内酯（补骨脂素）　　　异补骨脂内酯（异补骨脂素）

补骨脂内酯熔点为 189～190℃，异补骨脂内酯熔点为 138～139℃，两者均为白色结晶，具有升华性和蓝色荧光，有内酯的通性。均溶于乙醇、丙酮、三氯甲烷、苯，微溶于水、乙醚，难溶于四氯化碳、冷石油醚。

### （二）补骨脂中补骨脂内酯和异补骨脂内酯的提取与分离

补骨脂种子中含补骨脂内酯和异补骨脂内酯，常用 50% 乙醇浸渍法提取，提取物为补骨脂内酯和异补骨脂内酯的混合物，两者含量比例约为 1：1，临床上常用其混合物，若要将两者分离，可采用中性氧化铝干柱色谱法。工艺流程如下。

补骨脂种子粗粉
↓ 50%乙醇浸渍提取4次，滤液合并
药渣　　乙醇提取液
　　　　↓ 减压回收乙醇至无醇味，放置过夜，滤过
沉淀　　　　　　　滤液
　　　　　　　　（水溶性杂质）
↓ 10倍量甲醇回流溶解，
　活性炭脱色，趁热滤过
不溶物　　　　母液
（脂溶性杂质）
　　　　↓ 回收甲醇，放冷，放置
　　　　　过夜，析晶，滤过
白色结晶
（补骨脂内酯和异补骨脂内酯的混合物）

## 你知道吗

### 工艺分析

补骨脂中除了含补骨脂内酯和异补骨脂内酯以外，还含有大量的油脂，遇碱水易发生皂化反应而形成胶状，造成过滤困难，因此，不适宜用碱溶酸沉淀法提取。用高浓度的乙醇提取则油脂又太多，不利于进一步分离纯化，故常选用 50% 的乙醇提取。

提取液浓缩回收乙醇后，基本为水溶液，经放置，其中的补骨脂内酯和异补骨脂内酯因溶于乙醇而微溶于水，即可沉淀析出，从而与水溶性杂质分离。

### 三、南五味子中木脂素类成分的提取与分离

南五味子木脂素类成分中含量较高的包括五味子醇甲、五味子醇乙、五味子甲素、五味子乙素等。通过长期研究，五味子中总木脂素类成分的提取工艺已较为成熟，但对木脂素单体类成分的制备大多集中在五味子醇甲、五味子醇乙的分离纯化上。以溶剂提取法、超声提取法、微波提取法、超临界流体萃取法、酶解法辅助超声波提取法、超高压提取法等方法对五味子中木脂素类成分进行提取，以硅胶柱色谱法、大孔树脂柱色谱法、高速逆流色谱法对木脂素单体进行分离。大多提取分离的流程是以回流法提取，采用一定的方法对木脂素进行富集除杂，进而再以柱色谱对其进行分离纯化。

## 第四节　含苯丙素类成分的常用中药

PPT

### 一、前胡

为伞形科植物白花前胡（*Peucedanum praeruptorum* Dunn）的干燥根，别名白花前胡，具有降气化痰、散风清热的功效。用于治疗痰热喘满、咯痰黄稠、风热咳嗽痰多。

#### （一）化学成分

从前胡中分离出的化合物，主要有香豆素类、挥发油、萘醌类、苷类、甾醇类等。前胡化学成分丰富，药理药效作用显著，主要有祛痰、镇咳、平喘、抗炎、解痉、镇静等作用。

《中国药典》质量控制成分：采用高效液相色谱法测定药材中白花前胡甲素和白花前胡乙素含量，其中白花前胡甲素含量不少于0.90%，白花前胡乙素不少于0.24%。

> **请你想一想**
>
> 《本草纲目》：乃手足太阴、阳明之药，与柴胡纯阳上升，入少阳、厥阴者不同也。其功长于下气，故能治痰热喘嗽、痞膈呕逆诸疾。气下则火降，痰亦降矣，所以有推陈致新之绩，为痰气要药。陶弘景言其与柴胡同功非矣，治证虽同，而所入所主则异。
>
> 文中描述的是哪种中药药材？

## （二）理化性质

白花前胡甲素为白色晶体，熔点为 153～154℃，沸点为 487℃/760mmHg，折射率为 1.574，相对密度为 1.289g/cm³。白花前胡乙素为白色晶体，熔点为 270～274℃，沸点为 525℃/760mmHg，折射率为 1.573，密度为 1.24g/cm³。白花前胡丙素为白色块状结晶，常含 3 分子结晶水，加热至 185℃以上熔融继而分解。紫花前胡苷为类白色结晶性粉末，熔点为 215～219℃，沸点为 635.4℃/760mmHg，密度为 1.51g/cm³。

白花前胡甲素、白花前胡乙素和白花前胡丙素均为香豆素的苷元，为脂溶性化合物，可溶于乙醇、乙酸乙酯、三氯甲烷、乙醚、石油醚，难溶于水。紫花前胡苷为香豆素苷类，属于水溶性成分，可溶于水、乙醇，难溶于乙酸乙酯、三氯甲烷、乙醚等亲脂性有机溶剂。

## （三）生物活性

前胡属于化痰药。药理研究表明，前胡主要有效成分具有舒张气管平滑肌、钙拮抗、抗心衰、扩血管、抗血小板聚集等多方面的生理活性。

## （四）注意事项

前胡作为一种药材，有用处自然也就有所禁忌。首先如果患者气虚贫血、阴虚火盛，不适合服用前胡，这样会使患者体内郁气燥结，加重病情。药材中很多有排斥作用的不可以放在一起使用，如皂荚、藜芦等药物就不应和前胡同用。

# 二、肿节风

肿节风为金粟兰科植物草珊瑚 ［*Sarcandra glabra*（Thunb.）Nakai］ 的干燥全草。具有清热凉血、活血消斑、祛风通络的功效，用于治疗血热发斑发疹、风湿痹痛、跌打损伤等症。

## （一）化学成分

肿节风中含有多种化合物，如挥发油、黄酮苷、氰苷、香豆素、内酯肿节风、内酯 A 及 D、6，8-二甲氧基-7-羟基香豆素、β-谷固醇基-B-D-葡萄糖苷以及延胡素酸、琥珀酸、异嗪皮定等。果实中含蹄纹天竺素李葡萄糖苷。

《中国药典》质量控制成分：采用高效液相色谱法测定药材中异嗪皮啶和迷迭香酸含量，其中异嗪皮啶与迷迭香酸的含量均不得少于 0.020%。

## （二）理化性质

异嗪皮啶为白色结晶或结晶性粉末，熔点为 131～132℃，沸点为 452.1℃/760mmHg，密度为 1.358g/cm³，几乎不溶于水、冷乙醇或乙醚，溶于热乙醇、三氯甲烷。

## （三）生物活性

动物实验表明，肿节风能改善肿瘤细胞和荷瘤小鼠的能量代谢，提高过氧化氢酶活力，对肿瘤细胞和荷瘤机体的耗氧能力有直接抑制作用。因此，肿节风的主要作用是改善能量代谢而实现抗肿瘤作用。半体内法证明该药在体外与肿瘤细胞接触 2h，可阻止肿瘤细胞在小鼠体内的生长繁殖能力。大剂量肿节风对巨噬细胞系统、T 淋巴细胞和 B 淋巴细胞均具有一定的免疫抑制作用。小剂量则能增强免疫功能，并对免疫功能具有调节作用。

### （四）注意事项

肿节风片属于中药的制剂，副作用比较小，极个别的患者在使用的时候会出现皮肤丘疹、麻疹等反应。一般症状较轻，也无需进行特殊处理。异嗪皮啶长时间暴露在空气中，含量会有所降低，应注意避光、低温保存，避免受热和暴晒。

## 三、厚朴

为木兰科植物厚朴（*Magnolia officinalis* Rehd. et Wils.）或凹叶厚朴（*Magnolia of-finalis* Rehd. et Wils. var *biloba* Rehd）的干燥干皮、根皮及枝皮。具有燥湿消痰、下气除满的功效。用于治疗湿滞伤中、食积气滞、腹胀便秘、痰饮喘咳。

### （一）化学成分

厚朴中含有多种化合物，如：挥发油约 1%，油中含 β - 桉油醇、厚朴酚及和厚朴酚约 5%，以及四氢厚朴酚、异厚朴酚；尚含木兰箭毒碱等生物碱约 0.07%，皂苷约 0.45%，鞣质以及微量烟酸等。主要化学成分为木脂素类化合物，包括厚朴酚以及和厚朴酚等。

《中国药典》质量控制成分：以厚朴酚与和厚朴酚为指标性成分进行鉴定和含量测定，两者总含量不得少于 2.0%。

### （二）理化性质

厚朴酚为无色针状结晶，和厚朴酚为棕褐色至白色精细粉末。两者可溶于一般的有机溶剂，易溶于苯、乙醚、三氯甲烷、丙酮等，难溶于水。

### （三）生物活性

厚朴酚与和厚朴酚具有特殊而持久的中枢性肌肉松弛活性。木兰箭毒碱（厚朴碱）有横纹肌阻断作用。蟾蜍运动终板试验证明其由于阻断神经冲动在终板的传递，使运动神经末梢麻痹，会引起全身松弛性运动的麻痹现象。

### （四）注意问题

本品辛、苦，温燥湿，易伤耗气伤津，故气虚津亏者及孕妇当慎用。

## 四、连翘

连翘为木犀科植物连翘［*Forsythia suspense*（Thunb.）Vahl］的干燥果实，根据采收时间的不同分为"青翘"和"老翘"，具有清热解毒、消肿散结、疏散风热的功效。

## （一）化学成分

连翘中的木脂素类成分多为双环氧木脂素及木脂内酯。连翘果实主要含有连翘酯苷、连翘苷、牛蒡子苷、连翘酚、皂苷、齐墩果酸、熊果酸、白桦脂酸等；从连翘的乙醇提取物中还分离得到硬脂酸、棕榈酸、β-谷甾醇等成分。药理研究表明，连翘浓缩煎剂在体外有抗微生物作用，为广谱抗菌药，可抑制伤寒杆菌、副伤寒杆菌、大肠埃希菌、痢疾杆菌、鼠疫杆菌、白喉杆菌及霍乱弧菌、金黄色葡萄球菌、链球菌等，如复方连翘注射液采用静脉注射对流脑有很好的疗效。

《中国药典》质量控制成分：以连翘苷和连翘酯苷 A 为指标成分进行鉴别和含量测定，其中青翘含连翘苷不得少于 0.15%，连翘酯苷 A 不得少于 3.5%；老翘含连翘酯苷 A 不得少于 0.25%。

## （二）生物活性

连翘苷对 DPPH 自由基有一定的清除作用。连翘木脂素组分能够清除脑缺血损伤产生的大量自由基，减轻脂质过氧化反应，减缓蛋白质变性失活和膜屏障功能受损，减轻脑缺血再灌所致的神经损伤和脑神经元细胞死亡程度。从连翘果实中提取分离得到的连翘苷元对低密度脂蛋白氧化有抑制作用。

## （三）注意事项

如果身体出现了服用连翘所导致的副作用，最为常见的一种就是消化道反应，具体表现为腹泻、腹痛、恶心等。身体还会出现血清氨基转移酶升高，可能出现肝中毒的症状，平时生活中一定要特别注意。

# 五、细辛

细辛为马兜铃科植物北细辛 [*Asarum heterotropoides* Fr. Schmidt var. *mandshuricum* (Maxim.) Kitag.]、汉城细辛 [*Asarum sieboldii* Miq. var. seoulense Nakai] 或华细辛 (*Asarum sieboldii* Miq.) 的干燥根和根茎。具有解表散寒、祛风止痛、通窍、温肺化饮的功效。用于治疗风寒感冒、头痛、牙痛、鼻塞流涕、风湿痹痛、痰饮喘咳等症。

## （一）化学成分

细辛中的主要化学成分为挥发油、木脂素类和黄酮类等。

《中国药典》质量控制成分：以细辛脂素为指标成分进行鉴别和含量测定，同时规定含细辛脂素不得少于 0.050%，挥发油不得少于 2.0%（ml/g）。对马兜铃酸 I 进行限量检查，要求其含量不得超过 0.001%。

## （二）理化性质

细辛脂素为白色针状结晶，溶于甲醇、乙醇、乙酸乙酯，微溶于石油醚，不溶于水。

## （三）生物活性

细辛具有抗菌作用。细辛中所含成分 β-细辛醚能降低血小板的活性，抑制血小板的聚集和黏附。其还具有降低血压、平喘、抗惊厥和免疫抑制等作用。细辛甲醇提取物含有一些吗啡样活性作用的成分，其可以部分阻止缓激肽和组胺受体而起抗炎镇痛作用。

### （四）使用注意

细辛有小毒，故临床用量不宜过大，细辛作单味或散末内服不可过钱（3g），如入汤剂便可不拘泥于此。细辛在煎煮 30 分钟后，其毒性成分黄樟醚的含量大大下降。此外，细辛含有痕量的马兜铃酸 I，有明显的肝肾毒性。

## 实训五　秦皮中七叶苷与七叶内酯的提取分离与检识

### 一、实训目的

1. 掌握香豆素类成分的提取、分离方法。
2. 掌握蒸馏法、萃取法和结晶法的操作方法及注意事项。
3. 练习用色谱法检识七叶苷和七叶内酯。
4. 熟悉荧光实验与异羟肟酸铁实验鉴别七叶苷与七叶内酯的原理。
5. 仔细观察和认真记录实训现象，正确书写实训报告。

### 二、实训原理

七叶苷、七叶内酯均能溶于沸乙醇，可用沸乙醇将二者提取出来，再利用二者在乙酸乙酯中的溶解性不同而分离。

### 三、实训材料

**1. 装置和器具**　托盘天平、回流装置、减压浓缩装置、水浴锅、分液漏斗、硅胶 G 薄层板、紫外光灯（254nm）、试管、试管架、展开缸。

**2. 药品和试剂**　秦皮粗粉、95% 乙醇、三氯甲烷、乙酸乙酯、无水硫酸钠、盐酸、甲醇、氢氧化钠、1% 三氯化铁溶液、浓氨水、正丁醇、甲酸甲酯、甲苯、七叶苷对照品、七叶内酯对照品、重氮化对硝基苯胺试剂。

### 四、实训步骤

**1. 七叶苷和七叶内酯的提取**　取秦皮粗粉 150g 于圆底烧瓶中，加 400ml 乙醇回流 10～12 小时，得乙醇提取液，减压回收溶剂至浸膏状，即得总提取物。

**2. 七叶苷和七叶内酯的分离**　在上述浸膏中加 40ml 水热溶，移于分液漏斗中，以等体积三氯甲烷萃取二次，除去脂溶性杂质，将三氯甲烷萃取过的水层蒸去残留的三氯甲烷，加入等体积乙酸乙酯萃取二次，合并乙酸乙酯液，以无水硫酸钠脱水，减压回收溶剂至干，残留物用温热甲醇溶解，浓缩至适量，放置析晶，即有黄色针状结晶析出。滤出结晶，以甲醇、水反复重结晶，即得七叶内酯。

将乙酸乙酯萃取过的水层浓缩至适量，放置析晶，即有微黄色结晶析出，滤出结晶。以甲醇、水反复重结晶，即得七叶苷。

**3. 鉴定**

（1）荧光鉴定 取样品约 0.1 克，加入乙醇 0.5ml，用毛细管滴于滤纸上，在紫外灯下观察，如实记录现象。

（2）三氯化铁反应 取样品约 0.1 克，加入乙醇 0.5ml，加 1% 三氯化铁溶液 2～3 滴，观察颜色变化。

（3）异羟肟酸铁反应 取样品约 0.1 克，加 0.5ml 乙醇溶解，加 10% 盐酸羟胺甲醇溶液数滴、10% 氢氧化钠 5～6 滴，水浴加热 2 分钟，放冷后加 5% 盐酸数滴（pH 3～4），加 5% 三氯化铁 2～3 滴，观察颜色变化。

（4）七叶苷和七叶内酯的薄层色谱检识 吸附剂：硅胶 G 薄层板。样品：秦皮提取物 1% 甲醇溶液。对照品：2% 七叶苷标准品甲醇液、2% 七叶内酯标准品甲醇液。展开剂：甲酸－甲酸乙酯－甲苯（1∶4∶5）。显色：①紫外光灯（254mm）下观察；②以重氮化对硝基苯胺试剂喷雾显色。

## 五、实训说明

1. a、β－不饱和内酯环在稀碱液的条件下，可被水解开环，生成顺邻羟基桂皮酸盐，该盐经酸化即闭环恢复成原来的内酯结构。利用该性质可提取分离。

2. 香豆素母核本身无荧光，但羟基香豆素类化合物在紫外光灯下大多显蓝色或蓝绿色荧光，在碱液中更加显著。香豆素的荧光性质可用于香豆素成分的检识鉴别。

3. 显色反应：异羟肟酸铁反应用于鉴别内酯环；三氯化铁鉴别酚羟基；Emerson 反应和 Gibb's 反应鉴别酚羟基对位（6 位）是否有取代。

4. 加入三氯甲烷萃取的目的是除去树脂和脂溶性色素等杂质。

5. 两相溶剂萃取法操作时应注意不要用力振摇，应将分液漏斗轻轻旋转摇动，以免产生乳化现象。一旦发生乳化，应及时消除。振摇动作宜缓和，可适当延长振摇时间。但不要因为怕形成乳化而不敢振摇；不要为防止乳化的发生而减少振摇的程度和时间，从而造成萃取分离不完全而损失有效成分。

## 六、实训思考

1. 用乙醇回流提取七叶苷和七叶内酯的依据是什么？
2. 用萃取法分离七叶苷和七叶内酯的原理是什么？
3. 简述秦皮中七叶内酯和七叶苷的提取分离操作流程。
4. 总结七叶内酯和七叶苷的鉴定方法。

## 目标检测

### 一、单项选择题

1. 苯丙素类的基本母核是具有一个或数个（　　　）单元的天然化合物
   A. $C_6-C_3$ 基团　　B. $C_6-C_6$ 基团　　C. $C_5-C_3$ 基团　　D. $C_8-C_8$ 基团

2. 从化学结构上看，香豆素是一种（　　　）
   A. 内酯　　　　　　B. 羧酸　　　　　　C. 酰胺　　　　　　D. 糖

3. 下列物质属于简单香豆素类的是（　　　）
   A. 龙脑　　　　　　B. 七叶内酯　　　　C. 薄荷醇　　　　　D. 西瑞香素

4. 补骨脂内酯和异补骨脂内酯的结构差别是（　　　）
   A. 碳原子数不同　　　　　　　　　B. 成环数目不同（　　　）
   C. 呋喃环骈的位置不同　　　　　　D. 氧原子数目不同

5. 提取分离香豆素类的方法是（　　　）
   A. 萃取　　　　　　B. 蒸馏　　　　　　C. 结晶　　　　　　D. 碱溶酸沉法

6. 关于香豆素的理化性质，下列说法不正确的是（　　　）
   A. 游离的香豆素多为无色晶体　　　B. 香豆素苷溶于水
   C. 在紫外光照射下有红光　　　　　D. 在碱性条件下可水解开环

7. 木脂素是苯丙素衍生聚合而成的天然化合物，多为（　　　）
   A. 二聚体　　　　　B. 三聚体　　　　　C. 四聚体　　　　　D. 五聚体

8. 下列物质中不是组成木脂素的单体的是（　　　）
   A. 桂皮酸　　　　　B. 桂皮醇　　　　　C. 丙烯苯　　　　　D. 龙胆二糖

9. 不属于木脂素类化合物的物理性质的是（　　　）
   A. 一般没有挥发性　　　　　　　　B. 有光学活性
   C. 易溶于有机溶剂　　　　　　　　D. 有色晶体

10. 下列化合物能与异羟肟酸铁反应的是（　　　）
    A. 花椒内酯　　　　B. 柠檬烯　　　　　C. 色原酮　　　　　D. 厚朴酚

### 二、多项选择题

1. 香豆素的结构中一定含有（　　　）
   A. 羧基　　　　　　　　　B. 羟基　　　　　　　　　C. 苯环
   D. 内酯　　　　　　　　　E. 氨基

2. 下列物质中属于吡喃香豆素的有（　　　）
   A. 花椒内酯　　　　　　　B. 邪蒿内酯　　　　　　　C. 补骨脂内酯
   D. 异补骨脂内酯　　　　　E. 美花椒内酯

3. 香豆素提取过程中用到的溶剂有（　　　）

A. 石油醚　　　　　　B. 乙醚　　　　　　　C. 乙醇

D. 水　　　　　　　　E. 乙酸乙酯

4. 下列物质中属于木脂素的有（　　　）

A. 二氢愈创木脂酸　　B. 牛蒡子苷　　　　　C. 厚朴酚

D. 和厚朴酚　　　　　E. 七叶内酯

5. 下列物质中属于联苯环辛烯类木脂素的是（　　　）

A. 花椒内酯　　　　　B. 南五味子素　　　　C. 五味子醇

D. 异补骨脂内酯　　　E. 美花椒内酯

## 三、思考题

1. 香豆素和木脂素有什么关系？

2. 如何判断香豆素的 $C_6$ 位是否被取代？

3. 如何提取和分离香豆素？

（王　琼）

**书网融合……**

 微课　　　　　划重点　　　　　自测题

# ▶▶ 第九章　萜类与挥发油

**学习目标**

**知识要求**

1. **掌握**　挥发油的理化性质和重要提取分离方法的原理。

2. **熟悉**　挥发油的组成和检识；萜的结构分类和理化性质；重点药材的提取分离原理和方法。

3. **了解**　含萜类及挥发油的常用中药所含的主要成分及所属结构类型、质量控制成分、生物活性和使用注意等。

**能力要求**

1. 能熟练完成挥发油的提取和分离操作。

2. 学会挥发油的理化检识操作。

3. 练习挥发油的色谱检识操作。

## 实例分析

**实例**　古有东晋名医葛洪在其著作《肘后备急方》中记载："青蒿一握，以水二升渍，绞取汁，尽服之"，以此治疗疟疾寒热。今有以屠呦呦为代表的我国科学家，对青蒿素进行了深入细致的研究，终于从青蒿中成功提取得到了抗疟有效成分——青蒿素。青蒿素属于萜类化合物。轻柔青蒿茎叶，香味四溢，说明除青蒿素外，青蒿中尚含有大量的挥发性成分，该类成分气清香、易挥发、难溶于水，我们称之为"挥发油"。

**讨论**　1. 怎样从青蒿中提取青蒿素？

2. 萜类和挥发油有哪些理化性质？

3. 哪些中药含有类似的化学成分？

## 第一节　认识萜和挥发油

PPT

萜类在自然界中分布十分广泛，种类很多，中药中很多成分属于萜类化合物，如挥发油、树脂、苦味素等。常见的含有萜类成分的中药如穿心莲、青蒿、龙胆、芍药、车前草、玄参、山茱萸、栀子、地黄、紫杉、丹参等。含挥发油的中药如薄荷、艾叶、莪术、肉桂、苍术、藿香、紫苏、川芎、柴胡、当归、砂仁、豆蔻、枳壳、厚朴等。

萜类多数是以醇、醛、酮、羧酸、酯和苷等形式存在于自然界中，少数以含氮、硫衍生物形式存在。挥发油是一类有挥发性的油状液体，多以油滴状存在于植物的油管、油室、腺毛和树脂道等组织和器官中，也有部分与树脂、黏液质共存，少数以苷的形式存在。

## 一、萜的结构与分类

### （一）萜的含义及分类

**1. 萜的含义**　萜类是异戊二烯的聚合体及其衍生物。结构通式为（$C_5H_8$）$_n$。

**2. 萜的分类**　按含有异戊二烯的单位数分类，见表 9 - 1。

表 9 - 1　萜类化合物的分类

| 类型 | 碳原子数 | 异戊二烯单位数 | 分布 |
| --- | --- | --- | --- |
| 半萜 | 5 | 1 | 植物叶 |
| 单萜 | 10 | 2 | 挥发油 |
| 倍半萜 | 15 | 3 | 挥发油 |
| 二萜 | 20 | 4 | 树脂、苦味素、植物醇 |
| 二倍半萜 | 25 | 5 | 海绵、植物病菌、昆虫代谢物 |
| 三萜 | 30 | 6 | 皂苷、树脂、植物乳汁 |
| 四萜 | 40 | 8 | 色素如植物胡萝卜素等 |
| 多聚萜 | $7.5 \times 10^3 \sim 3 \times 10^5$ | n | 橡胶、硬橡胶 |

### （二）萜的结构类型

萜的主要结构类型见表 9 - 2。

表 9 - 2　萜的结构类型

| 萜的类型 | 结构分类 | 代表化合物 |
| --- | --- | --- |
| 单萜 | 开链单萜 | 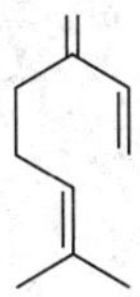 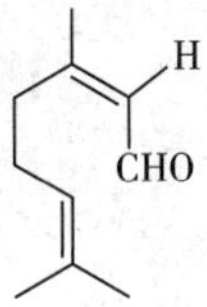 月桂烯　β-柠檬醛 |
|  | 单环单萜 | 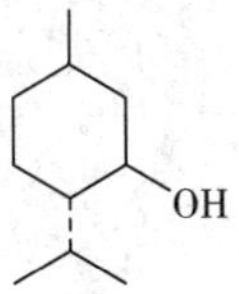 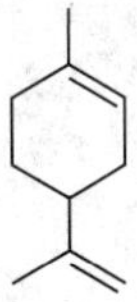 薄荷醇　柠檬烯 |
|  | 双环单萜 | 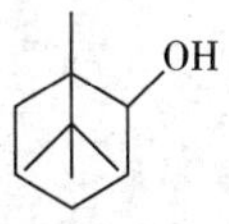 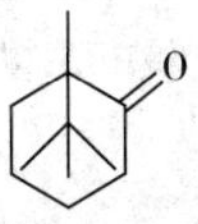 龙脑　樟脑 |

| 萜的类型 | 结构分类 | 代表化合物 |
|---|---|---|
| 环烯醚萜<br>（属于单萜） | 环烯醚萜苷 | <br>栀子苷 |
| | 裂环环烯醚萜苷 | <br>龙胆苦苷 |
| 倍半萜 | 链状倍半萜 | <br>α-金合欢烯　　　金合欢醇 |
| | 单环倍半萜 | <br>青蒿素 |
| | 双环倍半萜 | <br>羟基马桑毒素 |
| | 薁类衍生物 | <br>莪术醇 |

续表

| 萜的类型 | 结构分类 | 代表化合物 |
|---|---|---|
| 二萜 | 主要是双环、三环与四环二萜及其含氧衍生物 | 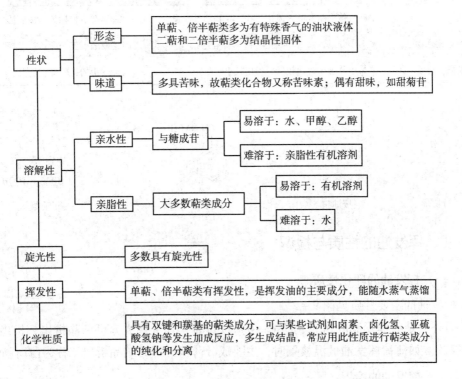<br>穿心莲内酯 |

## 二、萜的理化性质

萜类成分的主要理化性质见图 9 − 1。

```
              ┌─ 形态 ── 单萜、倍半萜类多为有特殊香气的油状液体
              │          二萜和二倍半萜多为结晶性固体
      性状 ───┤
              └─ 味道 ── 多具苦味，故萜类化合物又称苦味素；偶有甜味，如甜菊苷

                         ┌── 易溶于：水、甲醇、乙醇
              ┌─ 亲水性 ─ 与糖成苷 ─┤
              │          └── 难溶于：亲脂性有机溶剂
      溶解性 ─┤
              │                      ┌── 易溶于：有机溶剂
              └─ 亲脂性 ─ 大多数萜类成分 ─┤
                                      └── 难溶于：水

      旋光性 ── 多数具有旋光性

      挥发性 ── 单萜、倍半萜类有挥发性，是挥发油的主要成分，能随水蒸气蒸馏

      化学性质 ── 具有双键和羰基的萜类成分，可与某些试剂如卤素、卤化氢、亚硫
                  酸氢钠等发生加成反应，多生成结晶，常应用此性质进行萜类成分
                  的纯化和分离
```

图 9 − 1　萜类成分的主要理化性质

你知道吗

### 地黄和玄参炮制后变黑的原因

　　环烯醚萜类化合物的 1 位多有羟基，且多与糖成苷，其苷元因有极性基团而偏亲水性，易溶于水、亲水性有机溶剂，难溶于亲脂性有机溶剂，成苷后亲水性更强。环

烯醚萜苷对酸很敏感，其苷键极易被酸水解，生成的苷元为半缩醛结构，性质不稳定，易发生氧化聚合反应。故难以得到结构不变的结晶性苷元，同时使颜色变深，这是地黄及玄参等中药在炮制及放置过程中变成黑色的原因。

## 三、挥发油的化学组成

**1. 定义**　挥发油是植物原料经水蒸气蒸馏所得到的与水不相混溶的挥发性油状液体的总称。因为大多数挥发油具有特异香气，所以也称精油或芳香油。

**2. 组成**　挥发油主要由萜类、芳香族和脂肪族及其含氧衍生物组成，而萜类含氧衍生物和芳香族化合物使挥发油具有特殊芳香味，是挥发油中的有效成分。挥发油的化学组成见表9－3。

表9－3　挥发油的化学组成

| | 化学组成 | 实例 |
|---|---|---|
| 萜类 | 单萜、倍半萜及其含氧衍生物，生物活性较强 | 薄荷醇、柠檬烯、桉油精 |
| 芳香族化合物 | 多为小分子，多为酚性化合物或其酯类 | 桂皮醛、丁香酚、百里香酚 |
| 脂肪族化合物 | 多为小分子，含量较低，作用较小 | 陈皮中的正壬醇 |

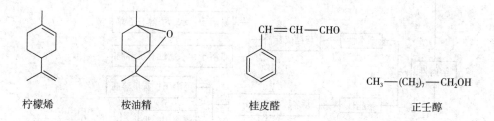

柠檬烯　　　桉油精　　　桂皮醛　　　正壬醇

## 四、挥发油的性质与检识

### （一）挥发油的理化性质

挥发油的主要性质见图9－2。

另外，某些挥发油低温（－20℃～0）放置时，其主要成分可结晶析出，析出物称为"脑"。如薄荷挥发油低温放置时，主要成分薄荷醇即可结晶析出，称为薄荷脑。

### （二）挥发油的检识

**1. 挥发性检识**　油迹试验：将挥发油的石油醚提取液滴于纸片上，闻气味并观察油斑能否自行挥发而不留痕迹。借此可与油脂区别。

**2. 理化常数检识**　物理常数检识：相对密度、比旋度、折光率和沸点等是鉴定挥发油时常测的物理常数。一般先测定折光率，测定时所需试样极少，操作迅速简便，若折光率不符合规定时，其余检查不必进行。

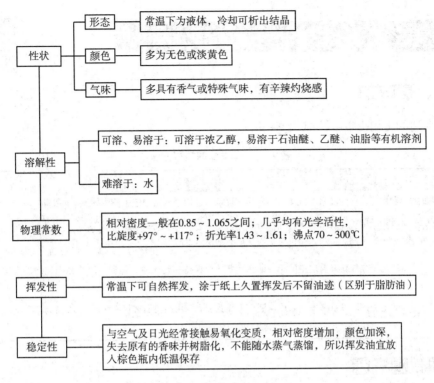

图 9-2　挥发油的主要性质

　　**化学常数检识**：化学常数反映了挥发油中含氧衍生物的含量，是指示挥发油质量的重要手段。因为挥发油变质时，含氧衍生物也相应增加，则化学常数会增大。化学常数的测定包括酸值（代表挥发油中游离羧酸和酚类成分的含量）、酯值（代表油中酯类成分的含量）和皂化值（代表油中游离羧酸、酚类和酯类的含量总和）的测定。

　　**3. 功能基的测定**　挥发油是由多种成分组成的混合物。由于各成分所含功能基不同可以表现出不同的化学特性，如酸碱性、酚类、羰基化合物、内酯类化合物、不饱和化合物及薁类化合物等。用相应的方法或化学试剂可对功能基进行鉴别，从而了解挥发油的组成情况。

你知道吗

### 挥发油的分布与主要生物活性

　　挥发油是中药中很重要的一类有效成分，具有止咳、平喘、祛痰、抗菌、驱虫、祛风、镇痛、解表等功效。挥发油类成分广泛分布于植物界，以菊科、芸香科、伞形科、唇形科、姜科、木兰科和樟科植物中分布为主。挥发油在植物中的含量一般在 1% 以下。

PPT

## 第二节　挥发油的提取与分离

### 一、提取方法

挥发油的常用提取方法见表9-4。

表9-4　挥发油的提取方法

| 提取方法 | 特点 |
| --- | --- |
| 水蒸气蒸馏法 | 利用挥发油能随水蒸气蒸馏的性质而提取，适用于遇热稳定中药中挥发油的提取 |
| 溶剂提取法 | 适用于不宜加热中药挥发油提取，用低沸点有机溶剂连续回流提取或冷浸，提取杂质较多，需进一步精制。常用亲脂性有机溶剂如石油醚、乙醚等 |
| 压榨法 | 适用于提取新鲜果皮中的挥发油，常温压榨保持挥发油原有香气，但产品不纯，需再用水蒸气蒸馏法提取完全 |
| 吸收法 | 适用于提取贵重挥发油如玫瑰油、茉莉花油等，用脂肪油吸收挥发油制成"香脂" |
| 冷冻法 | 适用于从新鲜花蕾中提取挥发油，通过冷阱收集鲜花香气而得 |

**请你想一想**

从新鲜的橘、柑、柠檬果皮中提取挥发油，用哪种提取方法？水蒸气蒸馏法和溶剂提取法有何差异？

《中国药典》规定，挥发油测定法有甲法和乙法两种。实验室常用挥发油测定装置见图9-3。

药典甲法是用挥发油测定装置测定相对密度1.0以下的挥发油。操作时将水和称定重量的药材装入圆底烧瓶，同时加玻璃珠数粒以防止暴沸，振摇混合后，连接挥发油测定器与冷凝管。自冷凝管上端加水使充满挥发油测定器的刻度部分，并溢流入烧瓶时为止。缓缓加热至沸，并保持微沸约5小时，至测定器中油量不再增加，停止加热，放置片刻，开启测定器下端的活塞，将水缓缓放出，至油层上端接近刻度0线为止。继续放置1小时以上，再开启活塞使油层下降至其上端恰与刻度0线平齐，读取挥发油量，并计算药材中挥发油的含量（%）。

药典乙法是用该装置测定相对密度1.0以上的挥发油。方法是在加热前预先加入1.0ml二甲苯于测定器中，然后进行蒸馏，使蒸出的相对密度1.0以上的挥发

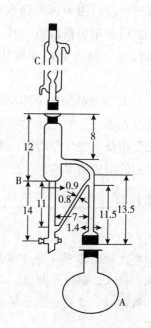

图9-3　挥发油含量测定装置

A. 圆底烧瓶；B. 挥发油测定器；

C. 冷凝管　单位：cm

油溶于二甲苯中。由于二甲苯的密度为 0.880，能使挥发油与二甲苯的混合液浮于水面，计算含量时，从油层中扣除加入的 1.0ml 二甲苯即可。

## 二、分离方法

挥发油的常用分离方法见表 9 - 5。

表 9 - 5 挥发油常用分离方法

| 分离方法 | 特点 |
| --- | --- |
| 化学法 | 利用挥发油中各组成成分的结构或特有的功能基分别用相应的化学试剂进行分离 |
| 结晶法 | 利用某些挥发油低温放置可析出结晶（脑）的性质将结晶（脑）与挥发油中其他成分分离 |
| 分馏法 | 利用挥发油中各成分的沸点不用，在减压下分馏分离。如馏分是混合物，需再分馏，直到得到纯品为止 |
| 色谱法 | 色谱法能对上述方法分离得到的各部分做进一步分离。常用硅胶和氧化铝，用石油醚、乙醚、己烷和乙酸乙酯等按一定比例组成的溶剂系统洗脱，可将挥发油中各成分分开 |

用化学法分离挥发油类成分的工艺流程如下。

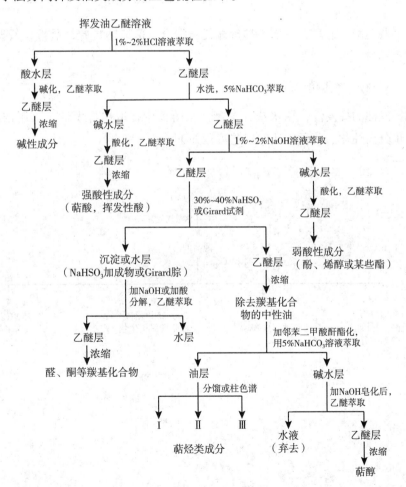

PPT

## 第三节　药材实例

### 一、薄荷中挥发油成分的提取与分离

#### （一）薄荷中的主要成分及性质

薄荷中主要有效成分为挥发油，其化学组成很复杂，主要是单萜类及其含氧衍生物，其中薄荷醇含量最高，占挥发油的 75% ~ 85%，另外，还含有薄荷酮、桉油精、柠檬烯等。薄荷醇的结晶又称薄荷脑，是薄荷的有效成分，具有祛风、消炎、局部止痛等作用。

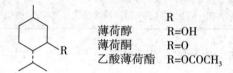

|  | R |
|---|---|
| 薄荷醇 | R=OH |
| 薄荷酮 | R=O |
| 乙酸薄荷酯 | R=OCOCH₃ |

薄荷油与乙醇、乙醚、三氯甲烷等能任意混合，薄荷油具有结晶性，低温放置时，可析出"薄荷脑"。

#### （二）薄荷中薄荷脑的提取分离

利用挥发油的挥发性，用水蒸气蒸馏法从薄荷中提取出挥发油，再用结晶法或分馏法进一步分离纯化。两种方法的工艺流程如下。

方法一

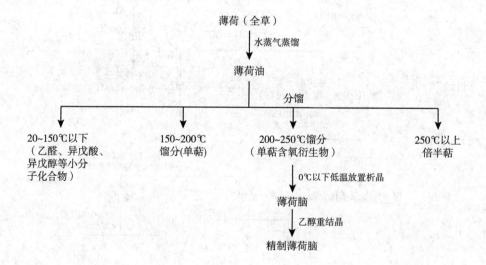

方法二

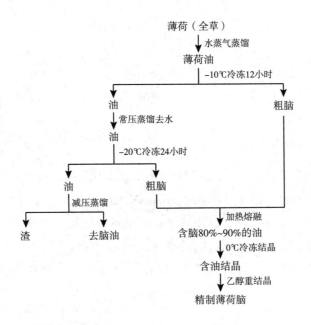

你知道吗

### 薄荷来源、功效、质量控制与使用注意

薄荷为唇形科植物薄荷（*Mentha haplocalyx* Briq.）的干燥地上部分。用于治疗风热感冒、风温初起、头痛、目赤、喉痹、口疮、风疹、麻疹、胸胁胀闷。

《中国药典》以薄荷脑为指标成分进行鉴别和含量测定，其挥发油含量不少于0.8%（ml/g），薄荷脑含量不得少于0.20%。

薄荷中主要挥发油成分薄荷油等在一定摄入量范围内对人是安全的。但人服用过量薄荷油可产生多种不良反应，甚至死亡。服用过量后主要可引起中枢麻痹，表现为恶心、呕吐、眩晕、视物模糊、大汗、腹痛、腹泻、口渴、四肢麻木、血压下降、心率缓慢、昏迷等不良反应。

## 二、丁香中挥发油成分的提取与分离

### （一）丁香中的主要成分及性质

丁香中主要成分为挥发油，含量高达14%~21%，其中丁香酚在油中占78%~98%，其他还有丁香酚醋酸酯、石竹烯、甲基戊基甲酮等。丁香酚（又称丁香油酚）是中药丁香的有效成分，具有局麻、止痛、抗菌消炎、驱虫等作用。丁香油是少数比水重的挥发油之一，几乎不溶于水，溶于乙醇、三氯甲烷和乙醚。

OH
OCH₃

CH₂CH=CH₂

丁香酚

你知道吗

### 丁香的来源及主要功效

丁香为桃金娘科植物丁香（*Eugenia caryophyllata* Thunb.）的干燥花蕾。味辛性温，气味芳香，具有温中降逆、补肾助阳作用，主治脾胃虚寒、呃逆呕吐、食少吐泻、心腹冷痛、肾虚阳痿。凡是因寒邪引起的胃疼、呕吐、呃逆、腹痛、泄泻、疝气痛，以及妇女寒性痛经等，均有很好的效果。丁香既可作药用，又可作调味剂，是药食兼用之品。

### （二）丁香中丁香酚的提取分离

通常采用水蒸气蒸馏法提取丁香中的挥发油，油中的丁香酚具有酚羟基，显酸性，能溶于碱水，可利用此性质将丁香酚从油中分离出来。工艺流程如下。

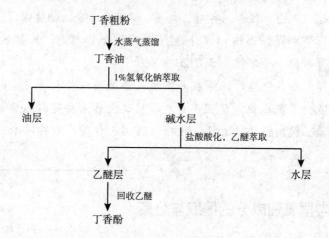

## 三、陈皮中挥发油成分的提取与分离

### （一）陈皮中的主要成分及性质

陈皮中主要含有挥发油和黄酮类成分，其中挥发油化学成分主要有柠檬烯、蒎烯、γ-松油烯、β-月桂烯等。陈皮中挥发油具有祛痰、平喘等多种作用，占1.5%~4%。其中80%~97%为柠檬烯，10%左右为γ-松油烯。陈皮中挥发油比水轻，几乎不溶于水，易溶于有机溶剂。

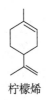

柠檬烯

你知道吗

### 陈皮的来源及主要功效

陈皮为芸香科植物橘（*Citrus reticulata* Blanco.）及其栽培变种的干燥成熟果皮。药材分为"陈皮"和"广陈皮"。采摘成熟果实，剥取果皮，晒干或低温干燥。陈皮具有理气健脾、燥湿化痰的功效，用于治疗脘腹胀满、食少吐泻、咳嗽痰多等症。

### （二）陈皮中挥发油的提取分离

通常采用蒸馏法提取陈皮中的挥发油，由于陈皮中挥发油比水轻，所以用测定比重在 1.0 以下的挥发油测定仪。工艺流程如下。

```
                    陈皮粗粉
                       │ 水蒸气蒸馏
          ┌────────────┴────────────┐
          ↓                         ↓
   （陈皮挥发油）                   水层
```

## 四、黄花蒿中萜类成分的提取与分离

### （一）黄花蒿主要成分与性质

黄花蒿中化学成分分为四类，即挥发油、倍半萜、黄酮、香豆素。最主要的有效成分为青蒿素，属于倍半萜类，是世界公认的高效、速效抗疟药。

青蒿素

青蒿素易溶于三氯甲烷、丙酮、乙酸乙酯，可溶于乙醇、乙醚，微溶于冷石油醚及苯，几乎不溶于水。

### （二）黄花蒿中青蒿素的提取与分离

工艺流程如下。

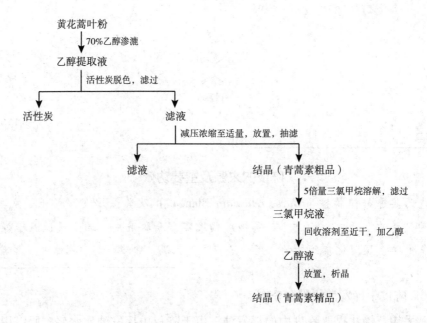

你知道吗

### 青蒿素的生物活性

　　青蒿素是抗疟的主要有效成分。临床应用表明青蒿素对间日疟或恶性疟的治疗具有疗效显著、副作用小的优点，是一种高效、速效的抗疟药。青蒿素的水溶性及烷氧乙酰化还原青蒿素的油溶性均很差，可经过结构改造得到效价更高的青蒿琥酯及蒿甲醚。水溶性好的青蒿琥酯钠抗疟活性提高 9 倍，可供静脉注射治疗血栓性恶性疟疾；脂溶性好的蒿甲醚抗疟活性提高 6 ~8 倍，不仅是高效的抗疟药，还可用于治疗急性上呼吸道感染，有很好的退热作用。青蒿素还具有免疫调节作用，可用于治疗红斑狼疮。

## 第四节　含萜类或挥发油的常用中药

PPT

### 一、含萜类成分的常用中药

#### （一）穿心莲

　　穿心莲为爵床科穿心莲属植物穿心莲 [*Andrographis paniculata*（Burm. f. ）Nees] 的地上部分。具有清热解毒、消炎止痛等功效。临床用于治疗急性菌痢、胃肠炎、感冒发热、扁桃体炎、疮疖肿毒等。

　　**1. 化学成分**　从穿心莲中分离出的萜类化合物主要是二萜内酯类化合物，主要有穿心莲内酯、新穿心莲内酯、14 - 去氧穿心莲内酯、脱水穿心莲内酯等，其中以穿心莲内酯含量最高。

　　《中国药典》质量控制成分：以穿心莲内酯为指标成分进行鉴别；含量测定要求穿

心莲内酯、新穿心莲内酯、14-去氧穿心莲内酯和脱水穿心莲内酯总量不得少于1.5%。

**请你想一想**

全草类中药穿心莲,《中国药典》除了对其指标性成分的含量有规定外,还要求其叶子重量不得低于30%,为什么?

穿心莲内酯

新穿心莲内酯

14-去氧穿心莲内酯

脱水穿心莲内酯

**2. 理化性质** 穿心莲内酯为无色结晶性粉末。沸乙醇中溶解,甲醇或乙醇中略溶,三氯甲烷中极微溶解,水中几乎不溶。对酸碱不稳定,遇碱并加热,内酯环可开环,生成穿心莲酸盐,水溶性增大;遇酸后可闭环,恢复成穿心莲内酯;遇2% 3,5-二硝基苯甲酸的乙醇溶液与5%氢氧化钾的乙醇溶液显紫红色;遇乙醇和氢氧化钾溶液先显红色后显黄色。

**3. 生物活性** 穿心莲内酯为穿心莲抗炎作用的主要活性成分,临床已用于治疗急性菌痢、胃肠炎、咽喉炎、感冒发热等,但其水溶性较差,为增加穿心莲内酯的水溶性,将其制成琥珀酸半酯的钾盐;磺酸化后制成磺酸钠衍生物,如穿心莲内酯磺酸钠,可用于制备浓度较高的注射液使用。

**4. 注意问题** 由脱水穿心莲内酯琥珀酸半酯单甲盐为主要成分制成的穿琥宁注射剂的可疑不良反应有药疹、血管性刺激疼痛、胃肠不适、呼吸困难、寒战、发热、过敏性休克、血小板减少等。因此有药物过敏史或过敏体质的患者应避免使用,儿童慎用。临床应用需加强用药监护,由于该药可能引起血小板减少,尤其是日剂量600mg以上时,应注意观察血小板的变化情况。

**(二) 龙胆**

龙胆为龙胆科植物条叶龙胆 (*Gentiana manshurica* Kitag.)、龙胆 (*Gentiana scabra*

Bge.)、三花龙胆（*Gentiana triflora* Pall.）或坚龙胆（*Gentiana rigescens* Franch.）的干燥根和根茎。具有清热燥湿、泻肝胆火的功效。

**1. 化学成分**　从龙胆中分离出的有效成分为裂环环烯醚萜类化合物，如龙胆苦苷、獐牙菜苷、獐牙菜苦苷等，此外还含有生物碱、黄酮、香豆素内酯等化合物。龙胆苦苷味极苦，将其稀释至 1∶12000 的水溶液，仍有显著苦味。在氨的作用下龙胆苦苷可转化为龙胆碱。

《中国药典》质量控制成分：以龙胆苦苷为指标成分进行鉴别和含量测定，要求其总量龙胆不得少于 3.0%，坚龙胆不得少于 1.5%。

龙胆苦苷　　　　　　　牙菜苷 R=H
　　　　　　　　　　　獐牙菜苦苷 R=OH

**2. 理化性质**　龙胆苦苷为白色晶体，易溶于水、甲醇、乙醇，不溶于三氯甲烷、乙醚、石油醚等有机溶剂。

**3. 生物活性**　龙胆苦苷是龙胆中的主要有效成分，具有利胆、抗炎、健胃、降压等作用。现代药理学研究证明龙胆苦苷对保护肝脏有很好的疗效，还可以直接刺激胃酸及胃液的分泌，而且能对神经有兴奋作用，但大剂量会产生麻醉作用，能增加巴比妥钠的麻醉作用。龙胆苦苷还能治疗关节炎，对急、慢性炎症反应均有很好的抑制作用，并且对炎症的后续发热也有一定的解热作用。

**4. 注意问题**　龙胆含龙胆苦苷等成分，超量对胃肠有刺激，可使黏膜充血，并抑制心脏。大量内服后出现恶心、呕吐、不思饮食、头痛，面部潮红、昏迷、血压下降、心率减慢等症状。有报道滥用龙胆可致周围神经病。

## 二、含挥发油的常用中药

### （一）莪术

莪术为姜科植物蓬莪术（*Curcuma phaeocaulis* Val.），或温郁金（*C. wenyujin* Y. H. Chen et C. Ling，又称温莪术），广西莪术（*C. kwangsiensis* S. G. lee et C. F. Liang，又称桂莪术）的干燥根茎。具有破血行气、消积止痛的功效。用于治疗血瘀腹痛、肝脾肿大、血瘀闭经、饮食积滞。

**1. 化学成分**　莪术挥发油中主要含有 α-蒎烯、β-蒎烯、桉油精、樟脑等单萜类化合物及莪术醇、牻牛儿酮（吉马酮）、莪术二酮等倍半萜类化合物。其中莪术醇、莪术二酮为主要的有效成分。

《中国药典》质量控制成分：以吉马酮为指标成分进行鉴别，含量测定规定含挥发油不得少于 1.5%（ml/g）。

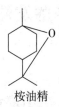

莪术醇　　　　　　　　莪术二酮

**2. 理化性质**　莪术醇为无色针晶，莪术二酮为无色棱状结晶。易溶于乙醇、三氯甲烷、石油醚等有机溶剂，不溶于水。

**3. 生物活性**　莪术是传统中药，广泛分布于我国各地，在民间有广泛使用。其化学成分主要为挥发油和姜黄素类、多糖类、甾醇类、酚酸类、生物碱类等。现代药理学研究表明，莪术具有抗肿瘤、抗血小板聚集、抗血栓、调血脂、抗动脉粥样硬化、抗组织纤维化、抗炎镇痛、抗菌抗病毒、降血糖、抗氧化等多种药理作用。

**4. 注意问题**　莪术油注射液有抗病毒作用，用于治疗呼吸道感染引起的疾病，主要不良反应有过敏样反应、呼吸困难、过敏性休克等，所以应用莪术油注射液要加强临床用药监护，建议严格掌握适应证，避免给药速度过快，对药物过敏及过敏性体质者慎用。

### （二）艾叶

艾叶为菊科植物艾（*Artemisia argyi* Lévl. et Vant.）的干燥叶，具有理气血、逐寒湿、温经、止血、安胎的功效。能散寒除湿、温经止血。适用于虚寒性出血及腹痛，对妇女虚寒、月经不调、腹痛、崩漏有明显疗效，是一种妇科良药。还具有抗真菌、平喘、利胆、抑制血小板聚集、止血、抗过敏等作用。

**1. 化学成分**　从艾叶中分离出的化学成分主要有挥发油、黄酮和三萜类成分，其中含挥发油 0.45%~1.00%。艾叶挥发油主要包括单萜类化合物，单萜类衍生物、倍半萜类化合物及其衍生物，其中单萜类衍生物是主要的组成部分，包括 1,8 - 桉叶精、α - 侧柏酮、α - 水芹烯、β - 丁香烯、莰烯、樟脑、藏茴香酮等。

《中国药典》质量控制成分：含桉油精（桉叶素）不得少于 0.050%，龙脑不得少于 0.020%。

桉油精

**2. 理化性质**　桉油精为无色或微黄色的澄清液体，有特异的芳香气，微似樟脑，贮存日久，色稍变深。易溶于乙醇等有机溶剂，难溶于水。

**3. 生物活性**　艾叶油对链球菌、金黄色葡萄球菌等有抑制作用。其中桉树脑可用于神经痛和皮肤病的质量，1,2 - 莰酮（樟脑）有强心作用，可用于急救。2 - 莰醇

（冰片）有抑菌消炎作用。

**4. 注意问题** 艾叶虽然用途广泛，但应注意也有其副作用，对消化道及皮肤有一定刺激性。大量服用可引起中毒，出现消化系统、神经系统的一系列中毒症状。

### （三）肉桂

肉桂为樟科植物肉桂（*Cinnamomum cassia* Presl.）的干皮和粗枝皮。具有暖脾胃、散风寒、通血脉等功效。用于治疗腹冷胸满、呕吐噎膈、风湿痹痛、跌损瘀滞、血痢肠风。

**1. 化学成分** 桂皮含挥发油 1.98%~2.06%，主要有桂皮醛、乙酸桂皮酯、桂皮酸乙酯、苯甲酸苄酯、苯甲醛、香豆精、β – 荜澄茄烯等。

《中国药典》质量控制成分：以桂皮醛为指标成分进行鉴别和含量测定，规定含桂皮醛不得少于 1.5%，同时要求本品含挥发油作不得少于 1.2%（ml/g）。

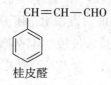

桂皮醛

**2. 理化性质** 肉桂油为黄色或黄棕色的澄清液体，有肉桂的特异香气，露置空气中或存放日久，质渐浓稠；乙醇或冰醋酸中易溶；冷却至0℃，加硝酸振摇析出结晶性沉淀。

**3. 生物活性** 肉桂具有降血糖、降血脂、抗炎、抗肿瘤和抗菌等作用。肉桂中挥发油主要以肉桂醛为主，占肉桂挥发油总量的80% 左右，具有很强的杀菌作用，对革兰阳性菌及革兰阴性菌均有良好的抑菌作用。

**4. 注意问题** 肉桂用量不宜过大，中毒后表现为头晕、视物模糊、眼胀、眼涩、眼睑下垂、口舌麻木、咳嗽。常见的泌尿系症状为尿少、尿闭、排尿困难、尿道灼热疼痛；消化道症状为恶心、呕吐、腹痛。曾有报道，顿服肉桂末1.2 两后，发生头晕、视物模糊、眼胀、眼涩、咳嗽、尿少、干渴、脉数大等毒性反应，经换服寒凉药后1～2 周才逐渐消除。应遵医嘱服用。

# 实训六　八角茴香中挥发油成分的提取与检识

## 一、实训目的

1. 掌握用蒸馏法从八角茴香中提取挥发油的操作技术。
2. 会用挥发性试验检识挥发油。

## 二、实训原理

利用挥发油具有挥发性，能随水蒸气一同蒸出的性质，采用水蒸气蒸馏法提取挥发油，或采用挥发油测定器共水蒸馏。

### 三、实训材料

**1. 装置和器具**　电炉、水蒸气蒸馏装置（或挥发油测定器）、圆底烧瓶、冷凝管、滤纸。

**2. 药品和试剂**　八角茴香、蒸馏水。

### 四、实训步骤

**1. 挥发油的提取**　取八角茴香粗粉适量，置于蒸馏烧瓶内，加适量水浸泡湿润，安装蒸馏装置，通水蒸气蒸馏（或安装挥发油测定器，加热蒸馏），至馏出液不出现混浊为止。冷却静置，分取油层。　📱微课

**2. 挥发油的检识**　油斑挥发性试验是将八角茴香油 1 滴，滴于滤纸片上，常温下放置数分钟（或加热烘烤），观察油斑是否消失。

### 五、实训说明

1. 用挥发油测定器提取时加热温度不可过高，并加沸石避免暴沸。

2. 加热前挥发油测定管内应充满水。

3. 提取完毕，须待油水完全分层后，才可将油放出，注意避免带出水分。

### 六、实训思考

1. 提取挥发油的常用方法有哪几种？各有什么特点？

2. 如何计算八角茴香中挥发油的含量？

## 实训七　黄花蒿中青蒿素的提取分离与检识

### 一、实训目的

1. 掌握用渗漉法从黄花蒿中提取青蒿素并进行纯化的操作技术。

2. 会用化学法检识青蒿素。

3. 练习用色谱法检识青蒿素。

### 二、实训原理

利用青蒿素可溶于乙醇、丙酮和三氯甲烷等溶剂，且因其结构中的过氧键对热不稳定，采取渗漉法进行提取；利用青蒿素溶于三氯甲烷和乙酸乙酯等溶剂进行重结晶；利用活性炭对某些成分如黄酮和香豆素类等杂质的吸附而纯化。

### 三、实训材料

**1. 装置和器具** 渗漉筒、减压蒸馏装置、烧杯、锥形瓶、硅胶 G - CMC - Na 板、温度计、层析缸。

**2. 药品和试剂** 黄花蒿、乙醇、三氯甲烷、石油醚、乙酸乙酯、活性炭、苯、乙醚、甲醇、盐酸羟胺、间二硝基苯、香草醛 - 浓硫酸溶液、三氯化铁试液、2，4 - 二硝基苯肼试液、盐酸、氢氧化钾。

### 四、实训步骤

**1. 青蒿素的提取分离** 将黄花蒿叶粗粉 250g，置于烧杯中用 70% 乙醇润湿放置半小时，装入渗漉筒中，加 70% 乙醇开始渗漉，按 3 ~ 5ml/min 收集渗漉液，渗漉液收集量为原料重量的 6 ~ 8 倍，加入原料重量 4% 左右的活性炭脱色，搅拌半小时后过滤。滤液减压回收乙醇至剩约 1/5，放置析晶，抽滤，得青蒿素粗品。母液可继续浓缩至出现浑浊后，静置，再次析晶，过滤，得另一部分青蒿素粗品。合并两次产物，加入 5 倍量三氯甲烷溶解，过滤，回收溶剂至干，趁热加入粗品重量 2 倍量的乙醇，倾出乙醇液，放置析晶，过滤，结晶以少量 70% 乙醇洗涤，即得青蒿素精品。

**2. 鉴定**

（1）异羟肟酸铁反应 取本品 10mg 溶于 1ml 甲醇中，加入 7% 盐酸羟胺甲醇溶液 4 ~ 5 滴，水浴加热至沸，冷却后加稀盐酸调至酸性，然后加入 1% 三氯化铁溶液 1 ~ 2 滴，溶液即呈紫色。

（2）2，4 - 二硝基苯肼反应 取本品 10mg 溶于 1ml 三氯甲烷中，将三氯甲烷溶液滴于滤纸片上，以 2，4 - 二硝基苯肼试液喷洒，在 80℃ 烘箱中烘 10 分钟，则斑点呈黄色。

（3）碱性间二硝基苯反应 取本品 10mg 溶于 2ml 乙醇中，加入 2% 间二硝基苯的乙醇液和饱和氢氧化钠各数滴，水浴微热，溶液呈紫红色。

（4）薄层色谱鉴定 吸附剂：硅胶 G 或硅胶 G - CMC - Na 板；样品：青蒿素样品乙醇液；对照品：青蒿素对照品乙醇液；展开剂：石油醚 - 乙酸乙酯（8：2）或苯 - 乙醚（4：1）；显色剂：1% 香草醛 - 浓硫酸溶液（青蒿素呈鲜黄色斑点继而变成蓝色）。试验结果：观察斑点颜色，计算 $R_f$ 值。

### 五、实训说明

1. 2，4 - 二硝基苯肼试液的制备 取 1g 2，4 - 二硝基苯肼、36% 盐酸 10ml 溶于 1000ml 乙醇中，即得。

2. 提取操作的关键是回收乙醇的温度，水浴温度不得超过 60℃，否则青蒿素在乙醇和水中会被破坏。

## 六、实训思考

青蒿素的制备应注意哪些问题?

# 目标检测

## 一、单项选择题

1. 倍半萜和二萜在化学结构上的明显区别是 (　　)

　　A. 氮原子数不同　　　　　　　　　B. 碳原子数不同

　　C. 氧原子数不同　　　　　　　　　D. 碳环数不同

2. 属于倍半萜的化合物是 (　　)

　　A. 龙脑　　　　　B. 莪术醇　　　　C. 薄荷醇　　　　D. 青蒿素

3. 薄荷中的主要萜类成分是 (　　)

　　A. 樟脑　　　　　B. 醋酸薄荷酯　　C. 龙脑　　　　　D. 薄荷醇

4. 属于挥发油特殊提取方法的是 (　　)

　　A. 酸溶碱沉法　　B. 碱溶酸沉法　　C. 水蒸气蒸馏法　D. 煎煮法

5. 分馏法分离挥发油的主要依据是 (　　)

　　A. 密度的差异　　　　　　　　　　B. 酸碱性的差异

　　C. 沸点的差异　　　　　　　　　　D. 溶解性的差异

6. 下列方法中不能用于从混合挥发油中分离单一组分的是 (　　)

　　A. 结晶法　　　　B. 分馏法　　　　C. 色谱法　　　　D. 蒸馏法

7. 很少含有挥发油的植物科为 (　　)

　　A. 菊科　　　　　B. 唇形科　　　　C. 茜草科　　　　D. 姜科

8. 用溶剂法提取挥发油常用溶剂是 (　　)

　　A. 乙醇　　　　　B. 丙酮　　　　　C. 三氯甲烷　　　D. 石油醚

9. 不属于挥发油的物理常数的是 (　　)

　　A. 相对密度　　　B. 比旋度　　　　C. 折光率　　　　D. 酸值

10. 不属于挥发油的组成是 (　　)

　　A. 单萜　　　　　　　　　　　　　B. 倍半萜

　　C. 脂肪族化合物　　　　　　　　　D. 环烯醚萜苷

## 二、多项选择题

1. 青蒿素的结构中含有 (　　)

　　A. 羧基　　　　　　　B. 羟基　　　　　　　C. 过氧基团

　　D. 甲氧基　　　　　　E. 羟甲基

2. 挥发油的组成成分有 (　　)

A. 单萜的含氧衍生物　　　　　　　　B. 倍半萜的含氧衍生物

C. 小分子的苯丙素衍生物　　　　　　D. 三萜的含氧衍生物

E. 二萜的含氧衍生物

3. 组成挥发油的成分主要有（　　　）

A. 单萜　　　　　　　B. 三萜　　　　　　　　C. 倍半萜

D. 含氧倍半萜　　　　E. 二倍半萜

4. 可用于衡量挥发油质量的重要化学常数有（　　　）

A. 酸值　　　　　　　B. 酯值　　　　　　　　C. 相对密度

D. 折光率　　　　　　E. 皂化值

5. 从药材中提取挥发油的方法有（　　　）

A. 水蒸气蒸馏法　　　B. 压榨法　　　　　　　C. 水提醇沉法

D. 溶剂提取法　　　　E. 低温结晶法

## 三、思考题

1. 环烯醚萜苷是否属于挥发油，为什么？

2. 如何正确贮存挥发油，为什么？

3. 如何用简便的方法鉴别挥发油和油脂？

（赵　磊）

**书网融合……**

ｅ 微课　　　　　　　划重点　　　　　　　自测题

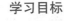

# 第十章 皂苷类成分

**学习目标**

**知识要求**

1. **掌握** 与皂苷类成分提取与分离有关的理化性质和重要提取分离方法的原理。

2. **熟悉** 皂苷类成分的结构类型、结构特点、性质和检识方法；重点药材的提取分离原理和方法。

3. **了解** 含皂苷类成分的常用中药所含的主要成分及所属结构类型、质量控制，以及部分重点中药的毒性成分、生物活性和使用注意事项等。

**能力要求**

1. 能熟练完成皂苷类成分的提取和分离操作。

2. 学会皂苷类成分的理化检识操作。

3. 练习皂苷类成分的色谱鉴定操作。

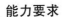

**实例** 在中国，人参历来被视为百草之王。现存最早的中药学专著《神农本草经》，记载着中国4000年前就已经形成的人参药用的精髓："人参，味甘微寒，主补五脏，安精神，定魂魄，止惊悸，除邪气，明目，开心益智。久服，轻身延年。一名人衔，一名鬼盖。生山谷。"现代科学研究表明，人参具有调节机体代谢、增强机体免疫的功能，适用于调整血压、恢复心脏功能、治疗神经衰弱及身体虚弱等症，也有祛痰、健胃、利尿、兴奋等功效。

**讨论** 1. 人参发挥药效的主要成分是什么？如何提取得到？

2. 皂苷类化合物有哪些理化性质？

3. 哪些中药含有类似的化学成分？

## 第一节 认识皂苷

PPT

皂苷是一类结构较复杂的化合物。因其水溶液经振摇后，可产生大量持久不消的蜂窝状泡沫，与肥皂相似，故名皂苷。皂苷是很好的表面活性剂，可以乳化油脂，用作去垢剂。我国劳动人民用以洗衣服的皂荚、无患子即含有大量皂苷。多数皂苷还具有溶血作用。已发现的皂苷显示出多种生物活性，如降胆固醇、抗菌、抗病毒、免疫调节、降血脂、保肝等。许多重要的天然药物如人参、三七、桔梗、远志、柴胡、甘草、薯蓣、知母、地榆、绞股蓝和白头翁等主要成分都是皂苷。

## 一、结构与分类

皂苷是由皂苷元和糖两部分组成。目前常按照皂苷元的结构不同分类，可将皂苷分为甾体皂苷和三萜皂苷两大类。

### （一）甾体皂苷

甾体皂苷是一类由螺旋甾烷类化合物与糖结合而成的苷类。此类皂苷元均为含 27 个碳原子的甾体衍生物，其结构类型见表 10-1。

表 10-1　甾体皂苷的主要结构类型

| 类型 | 基本母核 | 活性成分实例 |
|---|---|---|

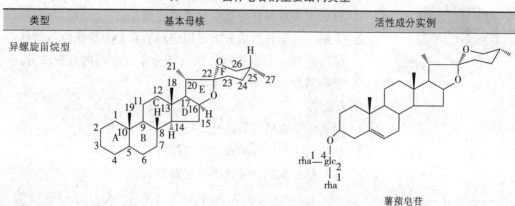

异螺旋甾烷型

薯蓣皂苷

螺旋甾烷型

菝葜皂苷

甾体皂苷元的结构特点主要有以下几个方面。

1. 母核由 A、B、C、D、E 和 F 六个环组成，其中 A、B、C、D 环组成甾体母核。E 环是呋喃环，F 环是吡喃环。

2. $C_{27}$ 为 β-型（直立键）时，称螺旋甾烷；而 $C_{27}$ 为 α-型（平伏键）时，称异螺旋甾烷。

3. 分子中常含多个羟基，$C_3$ 上连有的羟基多为 β 取向，与糖结合成苷，分子中常含有羰基和双键。

4. 甾体皂苷分子结构中不含羧基，呈中性，故甾体皂苷又称中性皂苷。

你知道吗

### 甾体皂苷的主要用途

甾体皂苷的主要用途是作为合成甾体激素及其有关药物的原料。据报道，以薯蓣皂苷为原料，可合成甾体激素2000余种，如肾上腺皮质激素、性激素、蛋白质同化激素及避孕药等，薯蓣皂苷元也因此被誉为"药中黄金"。

### （二）三萜皂苷

三萜皂苷元是三萜类衍生物，由30个碳原子组成，三萜皂苷在自然界中的分布比甾体皂苷广泛。

根据苷元的结构，三萜皂苷分为四环三萜皂苷和五环三萜皂苷两大类。由于分子中常连有羧基，故多为酸性皂苷（尤其是五环三萜皂苷，部分四环三萜为中性皂苷）。其结构类型、活性成分实例及结构特征见表10-2。

表10-2　三萜皂苷的主要结构类型

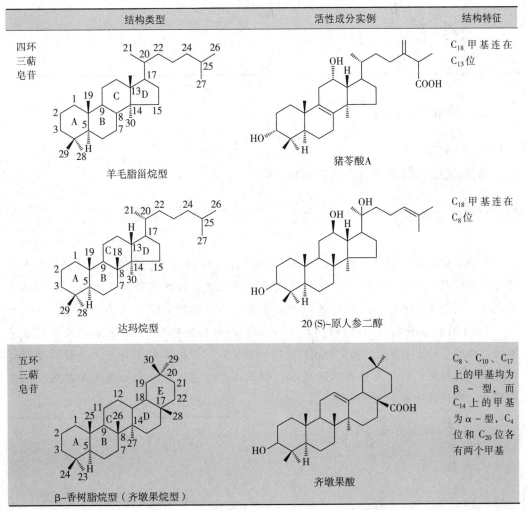

| 结构类型 | 活性成分实例 | 结构特征 |
| --- | --- | --- |
| 四环三萜皂苷　　羊毛脂甾烷型 | 猪苓酸A | $C_{18}$甲基连在$C_{13}$位 |
| 达玛烷型 | 20(S)-原人参二醇 | $C_{18}$甲基连在$C_8$位 |
| 五环三萜皂苷　　β-香树脂烷型（齐墩果烷型） | 齐墩果酸 | $C_8$、$C_{10}$、$C_{17}$上的甲基均为β-型，而$C_{14}$上的甲基为α-型，$C_4$位和$C_{20}$位各有两个甲基 |

续表

| 结构类型 | 活性成分实例 | 结构特征 |
|---|---|---|
| 五环三萜皂苷 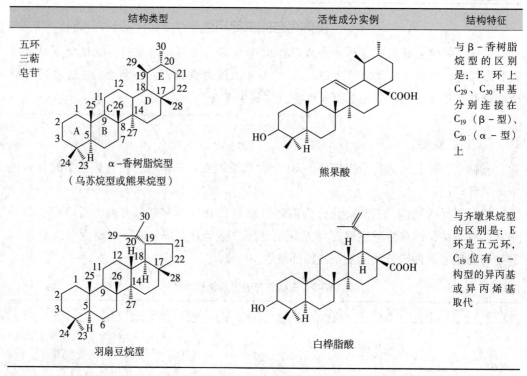 α-香树脂烷型 （乌苏烷型或熊果烷型） | 熊果酸 | 与β-香树脂烷型的区别是：E环上 $C_{29}$、$C_{30}$ 甲基分别连接在 $C_{19}$（β-型）、$C_{20}$（α-型）上 |
| 羽扇豆烷型 | 白桦脂酸 | 与齐墩果烷型的区别是：E环是五元环，$C_{19}$ 位有 α-构型的异丙基或异丙烯基取代 |

## 二、理化性质

### （一）理化性质

皂苷类成分的主要理化性质见图 10-1。

你知道吗

### 皂苷的泡沫试验

皂苷水溶液振摇后产生的持久性泡沫与溶液的 pH 值有关。中性皂苷的水溶液在碱中能形成较稳定的泡沫，而在酸中形成的泡沫不稳定；酸性皂苷的水溶液在酸和碱中形成泡沫的持久性相同，借此可区别两类皂苷。具体操作如下：取 2 支试管，一管加入 0.1mol/L 的盐酸 5ml，另一管加入 0.1mol/L 的氢氧化钠 5ml，再各加数滴中药水提取液，使酸管的 pH 为 1，碱管的 pH 为 13，两管同时强烈振摇 1 分钟。如两管所形成的泡沫高度相同，则药液中含三萜皂苷；如果碱管的泡沫较酸管的泡沫高数倍，保持时间长，则药液中含有甾体皂苷。

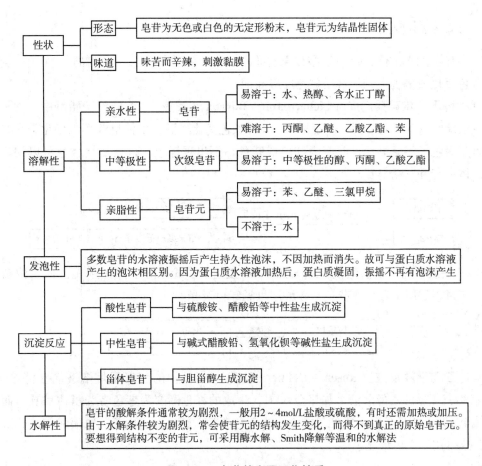

图 10 - 1　皂苷的主要理化性质

请你想一想

　　皂苷与蛋白质的水溶液经振摇后都能产生泡沫，如何区别二者？根据发泡性实验如何区别甾体皂苷和三萜皂苷？

### （二）溶血性

　　大多数皂苷具有使红细胞破裂的作用，称溶血性。某些皂苷无溶血性，甚至还有抗溶血作用，如人参总皂苷。故具有溶血作用的皂苷不能制成供静脉注射用的注射剂，但可做成口服制剂，口服无溶血毒性。

你知道吗

### 皂苷的溶血性与分子结构有关

　　溶血作用的有无与皂苷元结构有关。溶血作用的强弱与结合糖的多少有关。单糖链皂苷溶血作用大于双糖链皂苷。酸性皂苷溶血作用大于中性皂苷。

### 三、检识反应

皂苷在无水条件下，与浓酸或某些 Lewis 酸（氯化锌、五氯化锑等）作用，会出现颜色变化或呈现荧光。常用显色反应如下。

**1. 醋酐 – 浓硫酸反应（Liebermann – Burchard 反应）** 试样溶于醋酐中，加入醋酐 – 浓硫酸（20∶1）数滴，可发生一系列颜色变化，而且甾体皂苷颜色变化较快，最后呈蓝绿色。三萜皂苷只能变为红色或紫色，不出现绿色。根据最终颜色可以初步区别甾体皂苷和三萜皂苷。

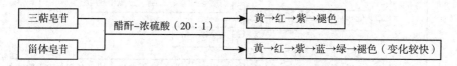

**2. 三氯甲烷 – 浓硫酸反应（Salkowski 反应）** 试样溶于三氯甲烷，加入浓硫酸后，三氯甲烷层呈红色或蓝色，硫酸层可见绿色荧光。

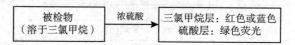

**3. 三氯醋酸反应（Rosen – Heimer 反应）** 将试样的三氯甲烷溶液滴在滤纸上，喷 25% 三氯醋酸乙醇溶液，加热至 60℃，生成的红色渐变为紫色者为甾体皂苷；而需加热至 100℃ 才显色，生成红色才渐变为紫色者为三萜皂苷。由于三氯醋酸较浓硫酸温和，故可用于纸色谱显色。

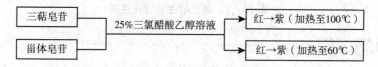

**4. 五氯化锑反应（Kahlenberg 反应）** 皂苷与五氯化锑的三氯甲烷溶液反应呈红色、棕色或紫色。用三氯化锑结果相同。

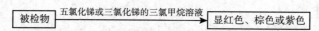

**5. 冰醋酸 – 乙酰氯反应（Tschugaeff 反应）** 试样溶于冰醋酸中，加乙酰氯数滴及氯化锌结晶数粒，稍加热，呈现淡红色或紫色。

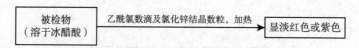

皂苷类成分的主要检识反应见表 10 – 3。

表 10 - 3 皂苷类成分的主要检识反应

| 检识反应 | 检识对象 | 检识试剂 | 检识现象 |
|---|---|---|---|
| 醋酐 - 浓硫酸反应<br>（Liebermann - Burchard 反应） | 甾体皂苷<br>三萜皂苷 | 醋酐 - 浓硫酸 | 甾体皂苷呈蓝绿色<br>三萜皂苷呈红色或紫色 |
| 三氯甲烷 - 浓硫酸反应<br>（Salkowski 反应） | 多数皂苷 | 三氯甲烷 - 浓硫酸 | 硫酸层呈绿色荧光<br>三氯甲烷层呈红色或蓝色 |
| 三氯醋酸反应<br>（Rosen - Heimer 反应） | 甾体皂苷<br>三萜皂苷 | 三氯醋酸 | 加热60℃显红色，渐变紫色为甾体皂苷<br>加热100℃显红色，渐变紫色为三萜皂苷 |
| 五氯化锑反应<br>（Kahlenberg 反应） | 多数皂苷 | 五氯化锑 - 三氯甲烷 | 溶液为红色、棕色或紫色 |
| 冰醋酸 - 乙酰氯反应<br>（Tschugaeff 反应） | 多数皂苷 | 冰醋酸 - 乙酰氯 | 溶液为淡红色或紫色 |

## 你知道吗

### 皂苷类成分的分布及主要生物活性

皂苷在中草药中广泛存在，常见于百合科、薯蓣科、龙舌兰科、石竹科、远志科、玄参科、豆科、五加科和葫芦科等植物中。

皂苷具有溶血、抗癌、抗炎、抗菌、抗病毒、降低胆固醇、降血糖等生理活性。皂苷生理活性的多样性和重要性备受重视，成为中药化学研究的一个热点领域。

# 第二节　皂苷类成分的提取与分离

PPT

## 一、提取方法

### （一）皂苷的提取

皂苷多以苷的形式存在，亲水性较强，因此常用以下方法来提取皂苷，此法被认为是皂苷提取的通用方法，见图 10 - 2。

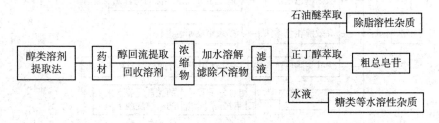

图 10 - 2　皂苷的通用提取法

工业生产中，也常利用皂苷易溶于热水的性质，以温水浸渍药材，水提取液浓缩后，经大孔树脂柱分离纯化得总皂苷。

酸性皂苷，可用碱水提取，再加酸酸化，即可使其沉淀析出而与杂质分离。

### （二）皂苷元的提取

皂苷元的提取可利用其难溶于水而易溶于有机溶剂的特点进行。皂苷元的提取一般可采用两种方法：可将上述方法提取的粗总皂苷加酸进行酸水解，再用有机溶剂从水中萃取出皂苷元；或将药材原料先经发酵，再加酸水解，滤出水解物，再用三氯甲烷等有机溶剂提取出皂苷元。

注意酸水解皂苷时，在剧烈的酸水解条件下，皂苷元结构可能发生异构化；另外先用酶水解再用酸水解，不但能缩短酸水解的时间，还能提高皂苷元的得率。

## 二、分离方法

皂苷类成分的主要分离方法见图 10-3。

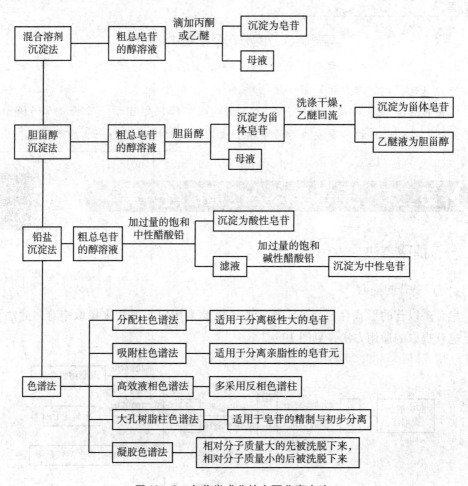

图 10-3 皂苷类成分的主要分离方法

### 醇-醚沉淀法分离皂苷

使用混合溶剂沉淀法（也叫分段沉淀法）分离皂苷是利用了皂苷难溶于乙醚、丙酮等溶剂的性质，向粗总皂苷的醇溶液中逐滴加入丙酮、乙醚或丙酮-乙醚（1∶1）的混合溶液至浑浊，放置产生沉淀，滤过得极性较大的皂苷。滤液继续滴加丙酮或乙醚，逐渐降低溶剂极性，皂苷即可按极性由大到小的顺序分批沉淀析出，如此反复处理，可将不同极性的皂苷初步分离。该法虽然简便，但难以分离完全，不易获得纯品。

## 第三节　药材实例

PPT

### 一、人参中皂苷类成分的提取与分离

#### （一）人参主要成分与性质

人参皂苷为人参的主要有效成分，具有人参主要的生理活性。人参根中总皂苷的含量约 4%。根据人参皂苷元的结构，可分成三种类型：A 型、B 型和 C 型。其中 A 型和 B 型属于四环三萜达玛烷型衍生物，C 型是五环三萜齐墩果烷型衍生物。人参皂苷的主要结构类型见表 10-4。

表 10-4　人参皂苷的主要结构类型

| 苷元结构及名称 | 人参皂苷 | $R_1$ | $R_2$ |
|---|---|---|---|
| A型20(S)-原人参二醇 | $Rb_1$ | $glc^{2-1}glc$ | $glc^{6-1}glc$ |
| | $Rb_2$ | $glc^{2-1}glc$ | $glc^{6-1}arab$ 吡喃糖 |
| | $Rc$ | $glc^{2-1}glc$ | $glc^{6-1}arab$ 呋喃糖 |
| | $Rd$ | $glc^{2-1}glc$ | $glc$ |
| | $Rh_2$ | $glc$ | $glc$ |
| B型20(S)-原人参三醇 | $Re$ | $glc^{2-1}rham$ | $glc$ |
| | $Rf$ | $glc^{2-1}glc$ | $H$ |
| | $Rg_1$ | $glc$ | $glc$ |
| | $Rg_2$ | $glc^{2-1}rham$ | $H$ |
| | $Rh_1$ | $glc$ | $H$ |

续表

| 苷元结构及名称 | 人参皂苷 | $R_1$ | $R_2$ |
|---|---|---|---|
| 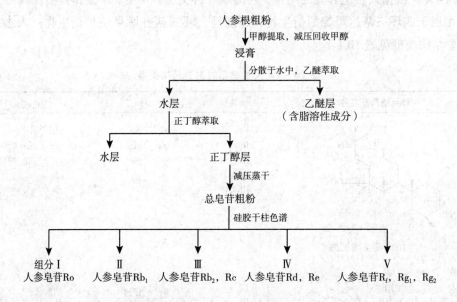 C型齐墩果烷型 | Ro | 葡萄糖醛酸$^{2-1}$glc | glc |

人参皂苷大多为白色无定形粉末或无色针晶，味微甘苦，有吸湿性，易溶于水、甲醇、乙醇，可溶于正丁醇、乙酸乙酯、醋酸，不溶于乙醚、苯，水溶液振摇后能产生大量泡沫。

### （二）人参中人参皂苷的提取与分离

人参总皂苷可用甲醇提取，提取液浓缩后用乙醚萃取除去脂溶性杂质，再用正丁醇萃取除去水溶性杂质。进一步分离采用硅胶干柱色谱，可将总皂苷分为五个部分。溶剂系统采用三氯甲烷-甲醇-水、正丁醇-乙酸乙酯-水等。工艺流程如下。

人参根粗粉
↓ 甲醇提取，减压回收甲醇
浸膏
↓ 分散于水中，乙醚萃取

水层 ——— 乙醚层（含脂溶性成分）
↓ 正丁醇萃取

水层 ——— 正丁醇层
↓ 减压蒸干
总皂苷粗粉
↓ 硅胶干柱色谱

组分 I 人参皂苷Ro ｜ II 人参皂苷Rb$_1$ ｜ III 人参皂苷Rb$_2$, Rc ｜ IV 人参皂苷Rd, Re ｜ V 人参皂苷R$_f$, Rg$_1$, Rg$_2$

### 你知道吗

#### 人参来源、功效、质量控制、生物活性与注意问题

人参为五加科植物人参（*Panax ginseng* C. A. Mey.）的干燥根和根茎。临床主要用于治疗体虚欲脱、肢冷脉微、脾虚食少、肺虚喘咳、津伤口渴、内热消渴、久病虚羸、惊悸失眠、阳痿宫冷、心力衰竭、心源性休克等。

《中国药典》质量控制：以人参皂苷 $Rb_1$、人参皂苷 Re、人参皂苷 $Rg_1$、人参皂苷 $R_f$ 为指标成分进行定性鉴别，以人参皂苷 $Rb_1$、人参皂苷 Re、人参皂苷 $Rg_1$ 为指标成分进行含量测定，规定以干燥品计算，人参皂苷 Re 和人参皂苷 $Rg_1$ 的总量不得少于 0.30%，人参皂苷 $Rb_1$ 的含量不得少于 0.20%。

药理学显示人参具有兴奋与抑制中枢神经系统、改善学习记忆、抗休克、强心、抗心肌缺血、抑制血小板聚集、促进纤维蛋白溶解、增强机体抗应激能力、提高机体免疫功能、延缓衰老、调节糖代谢、促进蛋白质合成、降血脂、抗动脉粥样硬化、抗肿瘤以及使促性腺激素释放增加等作用。

人参毒性很小，长期服用或剂量过大，可引起兴奋、失眠、心悸、口干舌燥和口舌生疮等症状。临床上对于实证，如燥热引起的咽喉干燥症等忌用人参。人参不宜与藜芦、五灵脂通用。

## 二、甘草中皂苷类成分的提取与分离

### （一）甘草主要成分与性质 e 微课

甘草主要有效成分为有甜味的甘草皂苷（又叫甘草酸），含量为 7% ~ 10%。甘草的苷元是甘草次酸。甘草酸和甘草次酸都有促肾上腺皮质激素（ACTH）样的生物活性，临床作为抗炎药，用于胃溃疡的治疗，但只有 18β - H 型的甘草次酸才具有 ACTH 样的生物活性。

甘草皂苷（甘草酸）　　　　　甘草皂苷元（甘草次酸）

甘草皂苷属 β - 香树脂烷型五环三萜皂苷，是酸性皂苷，故又称甘草酸。由于有甜味，还被称为甘草甜素，食品工业用作甜味剂。甘草皂苷易溶于热水，可溶于热稀乙醇，在冷水中溶解度较小，几乎不溶于无水乙醇或乙醚。其水溶液有微弱的发泡性及溶血性。

### （二）甘草中皂苷类成分的提取与分离

甘草酸可以钾盐或钙盐的形式存在于甘草中，成盐的甘草酸盐易溶于水，若于此水溶液中加稀酸即可析出游离的甘草酸。此沉淀又极易溶于稀氨水中，故可作为甘草皂苷的提取方法。甘草酸、甘草次酸的提取与分离流程如下。

**1. 甘草酸单钾盐的提取与精制**

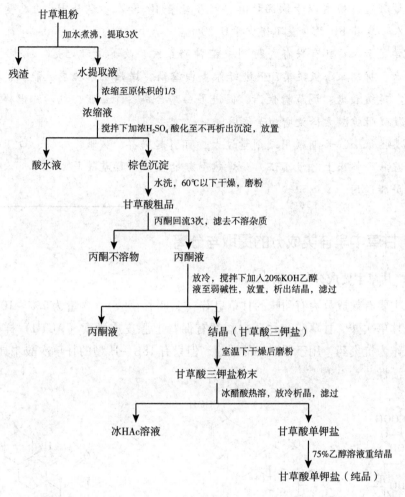

**2. 甘草次酸的提取**

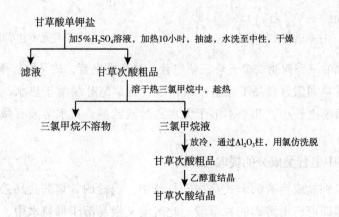

你知道吗

## 甘草的来源、功效、质量控制、生物活性与注意问题

甘草为豆科植物甘草（*Glycyrrhiza uralensis* Fisch.）、胀果甘草（*Glycyrrhiza inflate* Bat.）或光果甘草（*Glycyrrhiza glabra* L.）的干燥根和根茎。甘草具有补脾益气、清热解毒、去痰止咳、缓急止痛、调和诸药等功效，可用于治疗脾胃虚弱、倦怠乏力、心悸气短、咳嗽痰多、痈肿疮毒等症。

《中国药典》质量控制：以甘草酸为指标成分进行定性鉴别，以甘草酸和甘草苷为指标成分进行含量测定。规定以干燥品计算，甘草酸含量不得少于2.0%，甘草苷含量不得少于0.50%。

甘草酸是甘草的活性物质之一，有很高的临床应用价值，如增强免疫、抗炎、抗病毒、抗肿瘤、抗纤维化等。临床主要用于各型急慢性肝炎的治疗、抗癌和抗艾滋病治疗、调节免疫等。甘草酸铵盐与甘氨酸及半胱氨酸配合可静脉注射，用于抗肾上腺皮质功能不全（ACTH样作用）；甘草酸半丁二酸酯的钠盐，口服可治疗胃溃疡。

甘草毒性很低，有潴钠排钾作用，长期服用能引起水肿和血压升高，过量服用可发生水肿、气喘、头痛，伴以高血压、肺水肿，对于老年患者可引起心脏性气喘等。

## 三、柴胡中皂苷类成分的提取与分离

### （一）柴胡主要成分与性质

柴胡中含有皂苷、挥发油、有机酸及多糖类化合物。其中主要有效成分为柴胡皂苷，含量为1.6%～3.8%。柴胡皂苷A、D含量最高，具有明显的抗炎和降血脂功能，代表柴胡主要的药理作用，而柴胡皂苷C无此作用。目前从柴胡属植物中已分离出的近百种三萜皂苷，均为齐墩果烷型。从三岛柴胡根中得到八种柴胡皂苷元，主要结构如下。

柴胡皂苷元E　$R_1$=H，$R_2$=β-OH
柴胡皂苷元F　$R_1$=OH，$R_2$=β-OH
柴胡皂苷元G　$R_1$=H，$R_2$=α-OH

柴胡皂苷元A　$R_1$=OH，$R_2$=β-OH
柴胡皂苷元D　$R_1$=OH，$R_2$=α-OH
柴胡皂苷元C　$R_1$=H，$R_2$=β-OH

柴胡总皂苷为无定形粉末，能溶于热水，易溶于甲醇、乙醇、正丁醇、吡啶，难溶于苯、三氯甲烷、乙醚等有机溶剂。

## （二）柴胡中皂苷类成分的提取与分离

利用总皂苷易溶于甲醇的性质，用甲醇回流提取。提取溶液中加少量吡啶，能中和植物中的酸以抑制柴胡皂苷 B 类成分生成。提取流程如下。

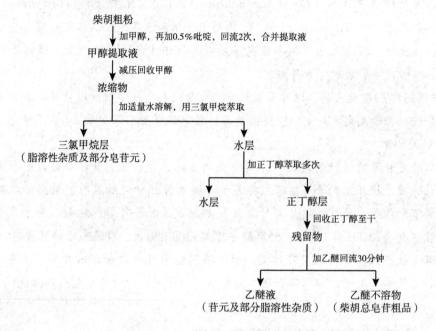

柴胡粗粉
↓ 加甲醇，再加0.5%吡啶，回流2次，合并提取液
甲醇提取液
↓ 减压回收甲醇
浓缩物
↓ 加适量水溶解，用三氯甲烷萃取

三氯甲烷层（脂溶性杂质及部分皂苷元）　水层
　　　　　　　　　　　　　　　　　　↓ 加正丁醇萃取多次
　　　　　　　　　　　　水层　　正丁醇层
　　　　　　　　　　　　　　　　↓ 回收正丁醇至干
　　　　　　　　　　　　　　　残留物
　　　　　　　　　　　　　　　　↓ 加乙醚回流30分钟
乙醚液（苷元及部分脂溶性杂质）　乙醚不溶物（柴胡总皂苷粗品）

### 你知道吗

#### 柴胡来源、功效、质量控制、生物活性与注意问题

柴胡为伞形科植物柴胡（*Bupleurum chinense* DC.）或狭叶柴胡（*Bupleurum scorzonerifolium* Willd.）的干燥根，具有疏散退热、疏肝解郁、升举阳气之功效，用于治疗感冒发烧、寒热往来、胸胁胀痛、月经不调、子宫脱垂、脱肛等症。

《中国药典》质量控制：以柴胡皂苷 a、柴胡皂苷 d 为指标成分进行定性鉴别，以柴胡皂苷 a、柴胡皂苷 d 为指标成分进行含量测定。规定柴胡皂苷 a、柴胡皂苷的总量不得少于0.30%。

现代研究证明，柴胡总皂苷具有镇静、止痛、解热、镇咳和抗炎等作用，是柴胡中的主要有效成分。柴胡具有解热、抗炎、抗病毒、抗惊厥、抗癫痫、保肝等功效，在临床上主要用于治疗感冒和疟疾。柴胡注射液的不良反应有过敏反应、过敏性休克及急性肺水肿等，临床应用上应注意。

## 第四节　含皂苷类成分的常用中药

PPT

### 一、三七

三七为五加科植物三七 [*Panax notoginseng*（Burk.）F. H. Chen] 的干燥根和根茎，

具有止血、散瘀、消肿、止痛、补虚、强壮等功效，主治咯血、衄血、外伤出血、跌打肿痛等，临床用于治疗冠心病、糖尿病、心绞痛等。

（一）化学成分

皂苷类成分为三七的主要有效成分，总皂苷含量约12%。从三七中分离出60多种单体皂苷成分，这些单体皂苷成分有很多与同属植物人参和西洋参中所含皂苷成分相同，如人参皂苷 $Rb_1$、$Rb_2$、$Rb_3$、Rc、Rd、Re、$Rg_1$、$Rg_2$、$Rh_1$ 等，尤以人参皂苷 $Rb_1$、$Rg_1$ 含量最高；除此以外，也有一些三七所独有的皂苷类成分，如三七皂苷 $R_1$、$R_2$、$R_4$、$R_6$、Fa 等。

《中国药典》质量控制成分：以人参皂苷 $Rb_1$、人参皂苷 Re、人参皂苷 $Rg_1$ 和三七皂苷 $R_1$ 为指标成分进行定性鉴别，以人参皂苷 $Rb_1$、人参皂苷 $Rg_1$ 和三七皂苷 $R_1$ 为指标成分进行含量测定。规定以干燥品计算，人参皂苷 $Rb_1$、人参皂苷 $Rg_1$ 和三七皂苷 $R_1$ 的总量不得少于 5.0%。

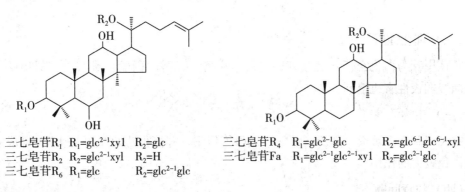

三七皂苷$R_1$　$R_1$=glc$^{2-1}$xy1　$R_2$=glc
三七皂苷$R_2$　$R_2$=glc$^{2-1}$xyl　$R_2$=H
三七皂苷$R_6$　$R_1$=glc　　　　$R_2$=glc$^{2-1}$glc

三七皂苷$R_4$　$R_1$=glc$^{2-1}$glc　　　$R_2$=glc$^{6-1}$glc$^{6-1}$xyl
三七皂苷Fa　$R_1$=glc$^{2-1}$glc$^{2-1}$xy1　$R_2$=glc$^{2-1}$glc

（二）理化性质

三七总皂苷大多为白色至淡黄色色无定形粉末，味微甘苦，有吸湿性，易溶于水、甲醇、乙醇，可溶于正丁醇、乙酸乙酯、醋酸，不溶于乙醚、苯，水溶液振摇后能产生大量泡沫。

（三）生物活性

三七总皂苷活血祛瘀，通脉活络，具有抑制血小板聚集和增加心脑血流量的作用，用于心脑血管疾病，如脑血管后遗症、视网膜中央静脉阻塞、眼前房出血等。

## 二、黄芪

黄芪为豆科植物蒙古黄芪 ［*Astragalus membranaceus*（Fisch.）Bge. var. *mongholicus*（Bge.）Hsiao］或膜荚黄芪 ［*Astragalus membranaceus*（Fisch.）Bge.］的干燥根。黄芪具有补气升阳、固表止汗、利水消肿、生津养血、行滞通痹、托毒排脓、敛疮生肌等功效。其药性平和，兼有驱邪扶正之功效，被誉为"补气圣药"。因其具有抗肿瘤、增强免疫力、抗衰老、保肝、增强心肌收缩力和利尿等作用，被广泛用于养生保健及相关疾病的临床治疗。

## （一）化学成分

黄芪含皂苷、黄酮、多糖等多种成分，其中皂苷类和黄酮类为主要有效成分。从黄芪中分离得到的三萜皂苷类化合物有 40 余种，如黄芪皂苷Ⅰ、黄芪皂苷Ⅱ、黄芪皂苷Ⅲ、黄芪皂苷Ⅳ（又称黄芪甲苷）为其主要有效成分。

《中国药典》质量控制成分：以黄芪甲苷为指标成分进行定性鉴别，以黄芪甲苷、毛蕊异黄酮葡萄糖苷为指标成分进行含量测定。规定以干燥品计算，黄芪甲苷含量不得少于 0.040%，毛蕊异黄酮葡萄糖苷含量不得少于 0.020%。

| | | |
|---|---|---|
| 黄芪皂苷Ⅰ | $R_1$=xyl (2′,3′–二OAc) | $R_2$=glc |
| 黄芪皂苷Ⅱ | $R_1$=xyl (2′–OAc) | $R_2$=glc |
| 黄芪皂苷Ⅲ | $R_1$=xyl$^{2-1}$glc | $R_2$=H |
| 黄芪皂苷Ⅳ | $R_1$=xyl | $R_2$=glc |

## （二）理化性质

黄芪甲苷为白色至淡黄色粉末，易溶于甲醇、乙醇、丙酮，难溶于三氯甲烷、乙酸乙酯等弱极性有机溶剂。

## （三）生物活性

黄芪甲苷具有抗炎、降压、镇痛、镇静等作用，并能促进再生肝脏 DNA 合成和调节机体免疫力的作用。

## （四）注意问题

黄芪临床上主要用于心悸、黄疸等症。有黄芪注射液致过敏性休克、发热，引起药物疹等的报道，因此过敏体质者应慎用，临床应用上也应注意。

# 三、合欢皮

合欢皮为豆科植物合欢（*Albizi ajulibrissin* Durazz.）的干燥树皮，具有解郁安神、活血消肿的功效，是治疗肝气郁结引起的失眠、健忘、情绪抑郁或烦躁的重要药物。

## （一）化学成分

三萜皂苷是合欢皮极性部分的主要成分。结构类型大多为五环三萜类齐墩果烷型衍生物，且大多数具有 3、16、21 位羟基和 28 位羧基，其特征是 21 位羟基连有单萜酸酯，如金合欢皂苷元。

《中国药典》质量控制成分：以（–）–丁香树脂酚 –4–$O$–$\beta$–D–呋喃芹糖基 –（1→2）–$\beta$–D–吡喃葡萄糖苷为指标成分进行含量测定，其含量不得少于 0.030%。

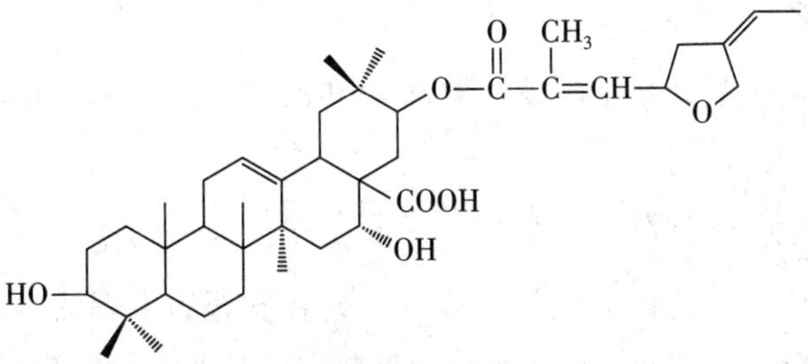

金合欢皂苷元

## （二）生物活性

合欢皮有镇静、催眠、抗抑郁、抗焦虑、兴奋子宫、抑制金黄色葡萄球菌、抑制卡他球菌、抗变态反应等作用。

## （三）注意问题

合欢皮在临床尤擅治疗抑郁症，对于病程长、病情缓者适宜，但急症患者、躁狂不宁者，则缓不济急，难以到达速效。因此使用时需对症用药。

## 四、商陆

商陆为商陆科植物商陆（*Phytolacca acinosa* Roxb.）或垂序商陆（*Phytolacca americna* L.）的干燥根。商陆具有逐水消肿、通利二便的功效；外用具有解毒散结的功效。临床上常用于治疗水肿胀满、二便不通；外治痈肿疮毒等。

## （一）化学成分

商陆含有三萜皂苷、黄酮、酚酸等多种化学成分，其中三萜皂苷类为主要活性成分。迄今已从商陆中分离得到 20 多个三萜皂苷类单体化合物，主要有商陆皂苷甲、乙、丙、丁等。

《中国药典》质量控制成分：以商陆皂苷甲为指标成分进行定性鉴别，以商陆皂苷甲为指标成分进行含量测定。规定以干燥品计算，商陆皂苷甲含量不得少于 0.15%。

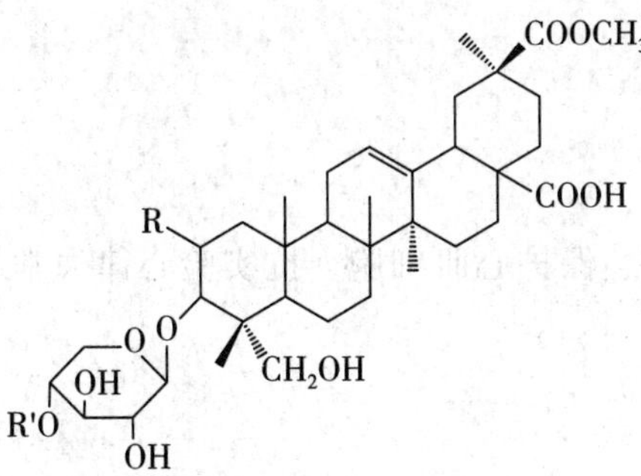

商陆皂苷甲　R=OH，R′=glc
商陆皂苷乙　R=OH，R′=H
商陆皂苷丙　R=H，R′=glc

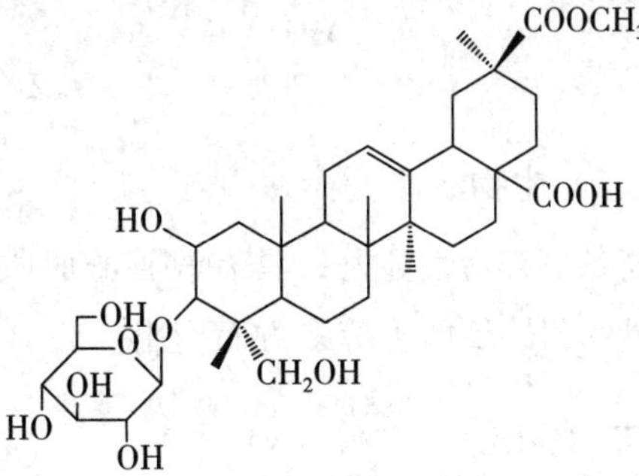

商陆皂苷丁

## （二）理化性质

本品为无色针状结晶，易溶于水、热甲醇和乙醇、正丁醇，难溶于丙酮、乙醚等亲脂性溶剂。

## （三）生物活性

商陆中三萜皂苷类为其特征性化学成分，具有显著的生理活性。临床多用商陆治疗乙型肝炎、银屑病、白带症、血小板减少性紫癜以及乳腺增生等疑难病症。

## （四）注意问题

商陆是有毒中药，所含皂苷类成分能引起腹痛、腹泻；过量使用会导致麻痹及运动障碍；长期服用致肝脏毒性，因其毒性，临床使用受到极大限制。

## 五、麦冬

麦冬为百合科植物麦冬 ［*Ophiopogon japonicas*（L. f）Ker - Gawl］的干燥块根，具有养阴生津、润肺清心的功效。用于治疗肺燥干咳、阴虚劳嗽、喉痹咽痛、津伤口渴、内热消渴、心烦失眠、肠燥便秘。

### （一）化学成分

麦冬主要化学成分为甾体皂苷、高异黄酮、多糖、氨基酸等，其中麦冬皂苷为主要活性成分之一。麦冬所含的甾体皂苷元主要为螺旋甾烷醇型，如麦冬皂苷 A。

《中国药典》质量控制成分：以鲁斯可皂苷元为指标成分进行麦冬总皂苷的含量测定。规定以干燥品计算，麦冬总皂苷以鲁斯可皂苷元计，不得少于 0.12%。

麦冬皂苷A

### （二）生物活性

麦冬皂苷活性显著，具有改善心肌收缩力、保护心肌细胞、抗实验心律失常、提高小鼠的耐缺氧能力等多方面作用。

## 六、知母

知母为百合科植物知母（*Anemarrhena asphodeloides* Bge.）的干燥根茎，具有清热泻火、滋阴润燥的功效。用于治疗外感热病、高热烦渴、肺热燥咳、骨蒸潮热、内热消渴、肠燥便秘等症。

## （一）化学成分

知母主要含甾体皂苷类、双苯吡酮类、黄酮类、木质素类、生物碱类等各种成分。其中皂苷类成分为其主要药效学成分，在根茎含量约为6%，知母皂苷 B Ⅱ为代表性成分。

《中国药典》质量控制成分：以知母皂苷 B Ⅱ和芒果苷为指标成分进行定性鉴别和含量测定。规定以干燥品计算，知母皂苷 B Ⅱ的含量不得少于3.0%，芒果苷的含量不得少于0.70%。

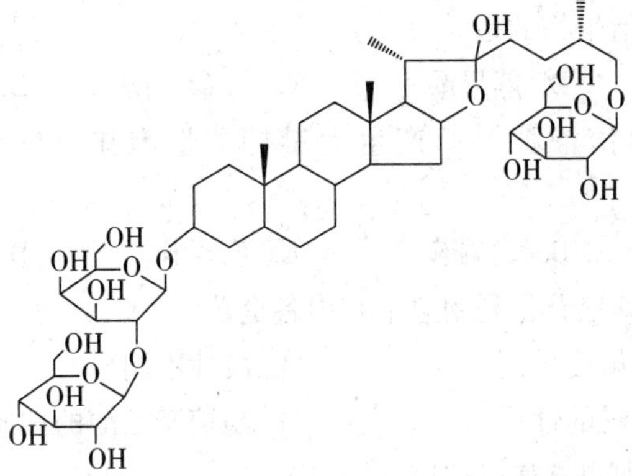

## （二）理化性质

知母皂苷 B Ⅱ为黄色针状结晶，溶于吡啶及55%乙醇，微溶于甲醇和醋酸乙酯，不溶于乙醚、石油醚、三氯甲烷等。

## （三）生物活性

知母皂苷 A Ⅲ具有明显的抗血栓作用，知母皂苷 B Ⅱ具有抗炎作用，菝葜皂苷元具有抗癌作用。近年来对知母皂苷活性的研究成为热点，研究集中在改善和治疗老年性痴呆、抗血栓、抗动脉粥样硬化等方面。此外，知母皂苷在抗氧化及抗骨质疏松方面也有作用。

## 目标检测

### 一、单项选择题

1. 判断某甾体母核结构为螺旋甾烷型或异螺旋甾烷型的依据是（　　）

    A. $C_{10}$ 位上甲基的取向　　　　　B. $C_{13}$ 位上甲基的取向

    C. $C_{20}$ 位上甲基的取向　　　　　D. $C_{25}$ 位上甲基的取向

2. 不符合皂苷通性的是（　　）

    A. 大多为白色结晶　　　　　　　B. 味苦而辛辣

    C. 对黏膜有刺激性　　　　　　　D. 振摇后能产生泡沫

3. 有关皂苷的三氯甲烷－浓硫酸反应，叙述正确的是（　　）

A. 反应加热至 80℃，数分钟后出现正确现象

B. 三氯甲烷层呈红色或蓝色，硫酸层呈绿色荧光

C. 三氯甲烷层呈绿色荧光，硫酸层呈红色或蓝色

D. 振摇后，界面出现紫色环

4. Liebermann-Burchard 反应所使用的试剂是（　　）

A. 三氯甲烷 – 浓硫酸　　　　　　B. 冰醋酸 – 乙酰氯

C. 五氯化锑　　　　　　　　　　D. 醋酐 – 浓硫酸

5. 属于达玛烷型衍生物的是（　　）

A. 猪苓酸　　　　B. 熊果酸　　　　C. 人参二醇　　　　D. 甘草酸

6. 下列成分的水溶液振摇后产生大量持久性泡沫，并不因加热而消失的是（　　）

A. 蛋白质　　　　B. 黄酮苷　　　　C. 蒽醌苷　　　　D. 皂苷

7. 分段沉淀法分离皂苷是利用总皂苷中各皂苷（　　）

A. 在甲醇中溶解度不同　　　　　B. 极性不同

C. 难溶于石油醚的性质　　　　　D. 易溶于乙醇的性质

8. 从水溶液中萃取皂苷最好选用（　　）

A. 丙酮　　　　B. 乙醚　　　　C. 醋酸乙酯　　　　D. 正丁醇

9. 下列皂苷中具有甜味的是（　　）

A. 人参皂苷　　　　B. 甘草皂苷　　　　C. 柴胡皂苷　　　　D. 知母皂苷

10. 甘草酸的结构类型为（　　）

A. 羽扇豆烷型　　B. 乌苏烷型　　C. 羊毛甾烷型　　D. 齐墩果烷型

11. 下列具有溶血现象的化学成分是（　　）

A. 黄酮　　　　B. 香豆素　　　　C. 皂苷　　　　D. 挥发油

12. 甾体皂苷元结构母核中含有的碳原子数目是（　　）

A. 25 个　　　　B. 27 个　　　　C. 28 个　　　　D. 30 个

13. 多数三萜皂苷呈（　　）

A. 酸性　　　　B. 碱性　　　　C. 中性　　　　D. 两性

14. 下述中药不含皂苷类成分的是（　　）

A. 人参　　　　B. 甘草　　　　C. 柴胡　　　　D. 大黄

15. 下列不能用于皂苷检识的是（　　）

A. 泡沫实验　　　　　　　　　　B. 溶血实验

C. 三氯醋酸试剂反应　　　　　　D. 亚硝酰铁氰化钠反应

## 二、多项选择题

1. 属于四环三萜皂苷元结构的是（　　）

A. 螺旋甾烷　　　　B. 羊毛脂甾烷　　　　C. 达玛烷

D. β – 香树脂烷　　　　E. 羽扇豆烷

2. 可以用于皂苷元显色反应的试剂是（　　）

    A. 醋酐－浓硫酸　　　　　B. 冰醋酸－乙酰氯　　　　　C. 苦味酸钠

    D. 三氯醋酸　　　　　　　E. 五氯化锑

3. 有关甘草皂苷，叙述正确的是（　　）

    A. 酸性皂苷　　　　　　　　　　　　B. 可用作食品工业甜味剂

    C. 又称甘草次酸　　　　　　　　　　D. 属于五环三萜皂苷元结构

    E. 水提取液振摇后可以产生大量泡沫

4. 甾体皂苷元由 27 个碳原子组成，其基本碳架称为（　　）

    A. 螺旋甾烷　　　　　　　B. 异螺旋甾烷　　　　　　　C. 强心甾烷

    D. 蟾酥甾烯　　　　　　　E. 胆甾醇

5. 下列主要活性成分为皂苷的中药是（　　）

    A. 大黄　　　　　　　　　B. 甘草　　　　　　　　　　C. 黄芩

    D. 黄连　　　　　　　　　E. 人参

### 三、思考题

1. 按皂苷元的化学结构可将皂苷分为哪两大类？每一类的结构有什么特点？

2. 为什么含皂苷的中药一般不能做成注射剂，而人参皂苷能做成注射剂？

（谢妍龙）

**书网融合……**

     微课　　　　　　　划重点　　　　　　　自测题

# 第十一章　强心苷类成分

## 学习目标

### 知识要求

1. **掌握** 强心苷类成分的结构特点以及与提取分离有关的理化性质和重要提取分离方法的原理。

2. **熟悉** 强心苷类成分的结构类型、性质和检识方法；重点药材的提取分离原理和方法。

3. **了解** 含强心苷类成分的常用中药所含的主要成分及所属结构类型、质量控制成分以及含强心苷类成分中药的毒性、生物活性和使用注意等。

### 能力要求

1. 能熟练完成强心苷类成分的提取和分离操作。

2. 学会强心苷类成分的理化检识操作。

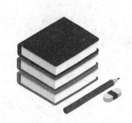

## 实例分析

**实例** 《本草求原》中记载羊角拗："有毒，能杀人，不可入口。"羊角拗毒性较大，故多作外用，一般不作内服。生品内服极易中毒，往往先出现头痛、头晕、恶心、呕吐、腹痛、腹泻、烦躁、谵语，其后四肢冰冷出汗、脸色苍白、脉搏不规则、瞳孔散大、对光反应不敏感，继而出现痉挛、昏迷、心跳停止而死亡。但是羊角拗具有正性肌力作用，可减慢心率、减慢传导，对子宫具有兴奋作用。还具有镇静、利尿作用。药物中的亲脂性苷对心力衰竭有良好的疗效。

**讨论** 1. 亲脂性苷是怎样从羊角拗中提取出来的？

2. 强心苷类化合物有哪些理化性质？

3. 哪些中药含有类似的化学成分？

## 第一节　认识强心苷

PPT

　　强心苷是指存在于植物界的一类对心脏有显著生理活性的甾体苷类化合物。强心苷类化合物多能选择性作用于心脏，增强心肌收缩力。临床上常用于治疗急、慢性充血性心力衰竭及节律障碍等心脏疾病。含强心苷类成分的中药如毛花洋地黄、黄花夹竹桃、羊角拗、福寿花、铃兰、香加皮、罗布麻叶、万年青等。

　　强心苷是由强心苷元与糖缩合而成的一类苷类化合物，其基本母核为：

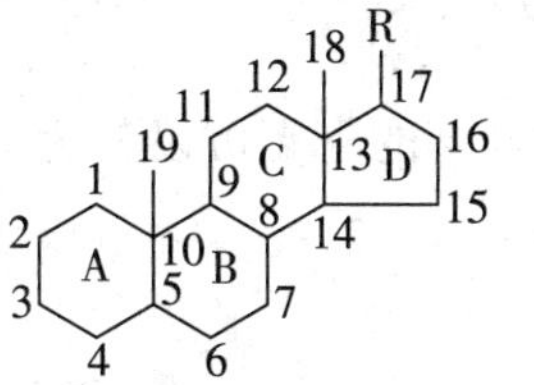

R=五元或六元不饱和内酯环

## 一、结构与分类

### （一）苷元部分

强心苷元是 $C_{17}$ 侧链为不饱和内酯环的甾体衍生物，根据苷元的 $C_{17}$ 位上连接的不饱和内酯环的不同，强心苷元可分为两类，见表 11 - 1。

表 11 - 1　强心苷元的主要结构类型

| 结构类型 | 基本母核 | 活性成分实例 |
| --- | --- | --- |
| 甲型强心苷元（或称强心甾烯类） | 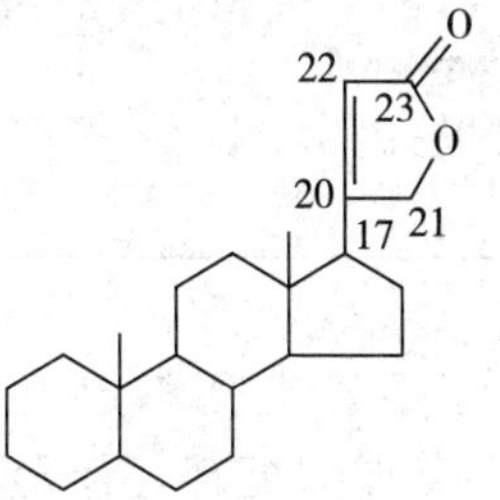 强心甾烯（甲型强心苷元） | 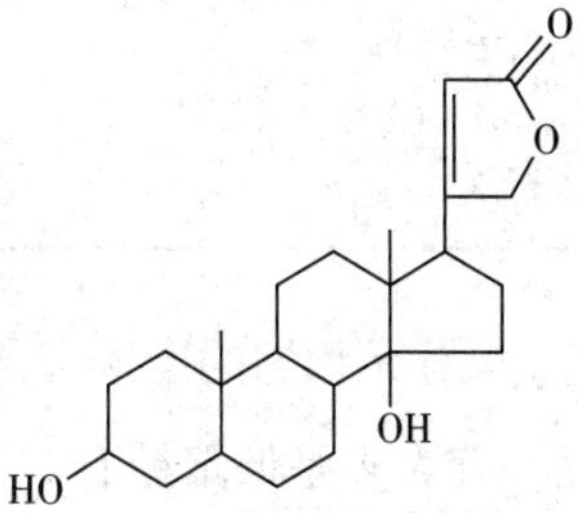 洋地黄毒苷元 |
| 乙型强心苷元（或称海葱甾二烯类） | 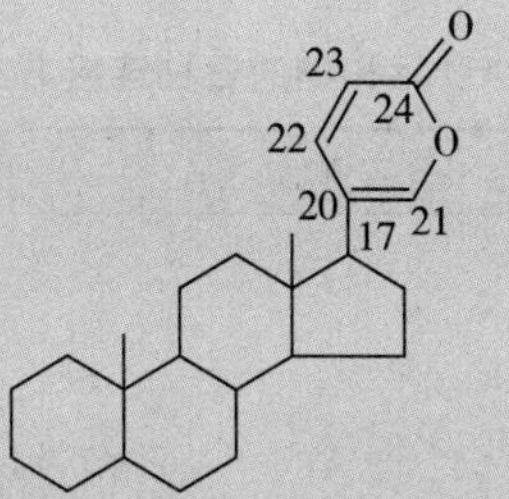 海葱甾二烯（乙型强心苷元） | 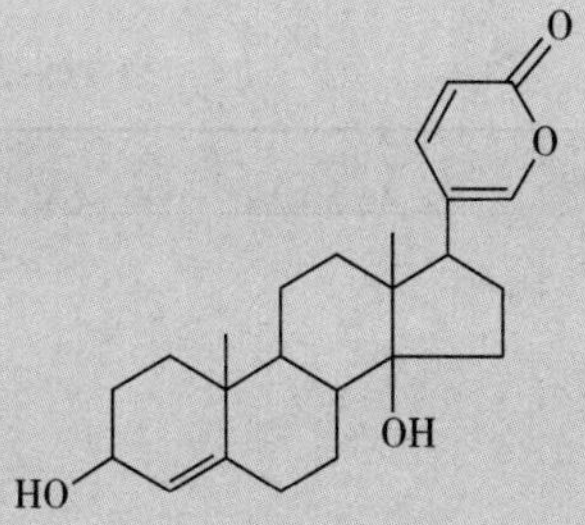 海葱苷元 |

强心苷元的结构特点主要有以下几个方面。

（1）甾体母核 A、B、C、D 四个环的稠合方式，A/B、B/C、C/D 多为顺 – 反 – 顺式稠合，少数成分 A/B 也有反式稠合。

（2）$C_3$、$C_{10}$、$C_{13}$、$C_{14}$、$C_{17}$ 常见有取代基，$C_{10}$ 常见甲基或醛基、羟甲基、羧基等含氧基团取代，$C_{13}$ 常见甲基取代，$C_{17}$ 为不饱和内酯环取代，$C_3$、$C_{14}$ 位常有羟基取代，糖均是与 $C_3$ – OH 缩合形成苷。

### （二）糖部分

构成强心苷的糖有 20 多种，根据 $C_2$ 位上羟基的有无可以分为 α - 羟基糖（2 - 羟基糖）和 α - 去氧糖（2 - 去氧糖）两类，见表 11 - 2。α - 去氧糖主要见于强心苷类，是区别于其他苷类成分的重要特征之一。

表 11 - 2　强心苷中糖的主要结构类型

| 结构类型 | 活性成分实例 |
|---|---|
| α - 羟基糖（2 - 羟基糖） | 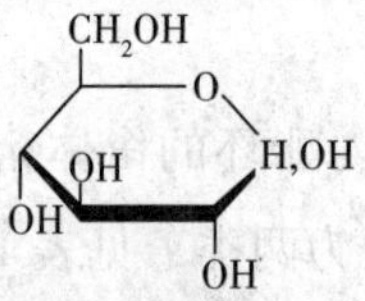 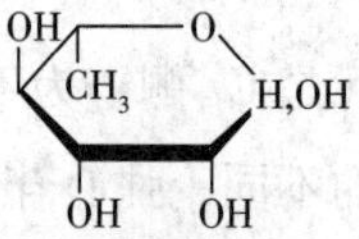 D-葡萄糖　　　　L-鼠李糖 |
| α - 去氧糖（2 - 去氧糖） | 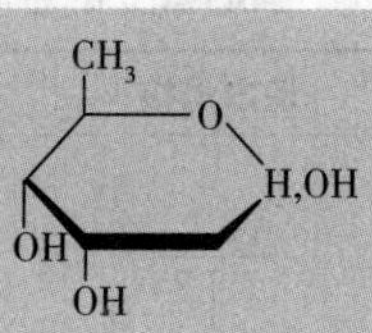 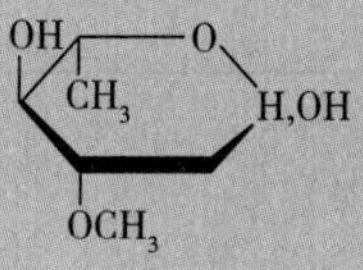 D-洋地黄毒糖　　L-夹竹桃糖 |

### （三）苷元和糖的连接方式

强心苷大多是低聚糖苷，少数是单糖苷或双糖苷。苷元和糖的连接方式有三种类型，见表 11 - 3。

植物界存在的强心苷以Ⅰ、Ⅱ型较多，Ⅲ型较少。

表 11 - 3　强心苷中苷元和糖的三种连接方式

| 连接方式 | 活性成分实例 | 结构特征 |
|---|---|---|
| Ⅰ型 | 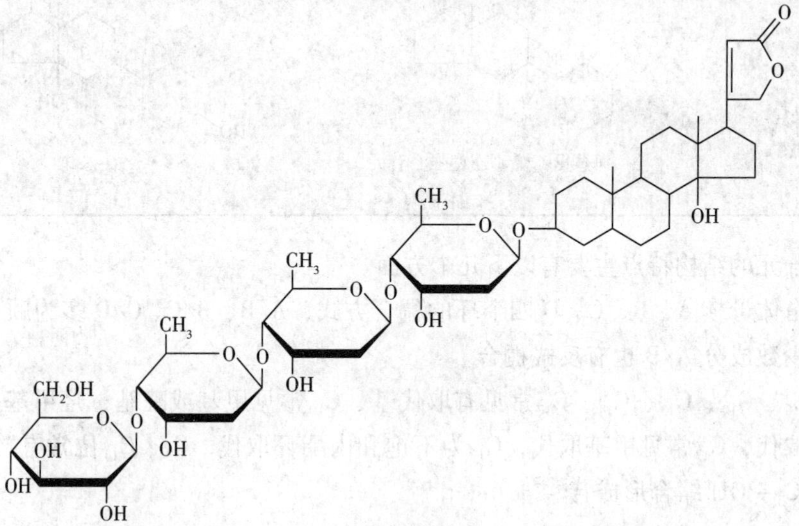 紫花洋地黄苷A | 苷元 - (2,6 - 去氧糖)$_x$ - (D - 葡萄糖)$_y$ |

续表

| 连接方式 | 活性成分实例 | 结构特征 |
|---|---|---|
| Ⅱ型 | 黄花夹竹桃苷B | 苷元-(6-去氧糖)$_x$-(D-葡萄糖)$_y$ |
| Ⅲ型 | 绿海葱苷 | 苷元-(D-葡萄糖)$_y$ |

## 你知道吗

### 强心苷的强心作用及与结构的关系

强心苷是心脏兴奋剂，主要作用是延长传导时间，兴奋心肌。主要用于治疗慢性心脏病、心代偿失效及重症心房纤维颤动等。但过量服用会使心肌发生收缩性停止而导致死亡。强心苷的强心作用强弱常以对动物的毒性（致死量）来表示。

强心苷的强心作用取决于结构中的苷元部分，糖基部分本身不具强心作用，但其种类、数目可影响强心苷的强心作用强度。

## 二、理化性质

强心苷类成分的主要理化性质见图 11-1。

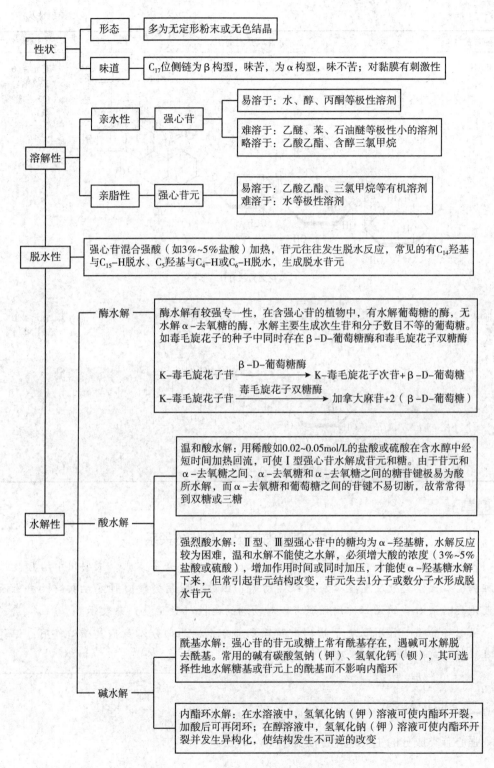

图 11－1　强心苷类成分的主要理化性质

你知道吗

## 强心苷的溶解性规律

强心苷的溶解度随着分子中所含糖基的数目、糖的种类，以及苷元中所含的羟基多少和位置不同而有差异。一般糖基多的原生苷比次生苷或苷元的亲水性强，可溶于水等大极性溶剂而难溶于小极性溶剂；糖基和苷元上羟基数目越多，极性越大；当糖基和苷元上的羟基数目相同时，苷元上的羟基不能形成分子内氢键的比能形成分子内氢键的水溶性大。此外，分子中双键、羰基、甲氧基、酯键等取代基的有无及多少也影响强心苷的溶解度。

## 三、检识反应

强心苷的检识反应很多，主要利用强心苷分子结构中甾体母核、不饱和内酯环和 $\alpha$ - 去氧糖的显色反应。

### （一）作用于甾体母核的显色反应

一般在无水条件下，与强酸（如硫酸、高氯酸）、中等强度酸（如三氯酸）或 Lewis 酸（如三氯化锑、二氯化锌）作用，甾体化合物脱水形成共轭双键系统，并在浓酸溶液中形成多烯阳碳离子的盐而呈现一系列颜色变化。

**1. 醋酐 – 浓硫酸反应（Liebermann – Burchard 反应）** 取样品溶于冰醋酸，加浓硫酸 – 醋酐（1：20）混合液数滴，反应液呈黄→红→蓝→紫→绿等颜色变化，最后褪色。

$$强心苷 \xrightarrow[\text{溶于冰醋酸中}]{\text{浓硫酸-醋酐（1：20）}} 黄→红→蓝→紫→绿$$

**2. 三氯甲烷 – 浓硫酸反应（Salkowski 反应）** 取样品溶于三氯甲烷中，沿管壁加入浓硫酸，静置，三氯甲烷层呈血红色或青色，硫酸层有绿色荧光。

$$强心苷 \xrightarrow[\text{溶于三氯甲烷中}]{\text{浓硫酸}} \begin{array}{l}三氯甲烷层血红或青色，\\ 硫酸层绿色荧光\end{array}$$

**3. 冰醋酸 – 乙酰氯反应（Tschugaev 反应）** 取样品溶于冰醋酸中，加无水氯化锌及乙酰氯后煮沸，反应液呈紫红→蓝→绿颜色变化。

$$强心苷 \xrightarrow[\text{溶于冰醋酸中}]{\text{无水氯化锌及乙酰氯}} 紫红→蓝→绿$$

除以上反应外，还有磷酸反应、三氯乙酸 – 氯胺 T（Chloramine T）反应、三氯化锑反应等。

### （二）作用于不饱和内酯环的显色反应

结构中存在活性亚甲基的化合物可跟活性亚甲基试剂作用而显色。甲型强心苷由于在碱性醇溶液中，双键由 20（22）转移到 20（21），生成 $C_{22}$ 活性亚甲基，故可与活性亚甲基试剂作用发生显色反应。而乙型强心苷在碱性醇溶液中不能产生活性亚甲基，故无此类反应。

**1. 亚硝酰铁氰化钠试剂反应（Legal 反应）**　取样品 1～2mg，溶于 2～3 滴吡啶中，加 3% 亚硝酰铁氰化钠溶液和 2mol/L 氢氧化钠溶液各 1 滴，反应液呈深红色并慢慢褪去。

```
┌──────────┐  亚硝酰铁氰化钠试剂  ┌────────────────┐
│ 甲型强心苷 │ ─────────────────→ │ 深红色并慢慢褪色 │
└──────────┘     溶于吡啶中      └────────────────┘
```

**2. 间二硝基苯试剂反应（Raymond 反应）**　取样品约 1mg，溶于适量 50% 乙醇中，加入间二硝基苯乙醇溶液 0.1ml，摇匀后再加入 20% 氢氧化钠 0.2ml，反应液呈紫红色。

```
┌──────────┐   间二硝基苯试剂   ┌───────┐
│ 甲型强心苷 │ ────────────────→ │ 紫红色 │
└──────────┘    溶于50%乙醇中    └───────┘
```

**3. 3，5‑二硝基苯甲酸试剂反应（Kedde 反应）**　取样品溶于甲醇或乙醇中，加入新制的 3，5‑二硝基苯甲酸试剂 3～4 滴，反应液呈红色或紫红色。

```
┌──────────┐ 3,5-二硝基苯甲酸试剂 ┌────────────┐
│ 甲型强心苷 │ ──────────────────→ │ 红色或紫红色 │
└──────────┘    溶于甲醇/乙醇中     └────────────┘
```

本试剂可用于强心苷的纸色谱和薄层色谱显色，喷雾后显紫红色，几分钟后褪色。

**4. 碱性苦味酸试剂反应（Baljet 反应）**　取样品溶于甲醇或乙醇中，加新制碱性苦味酸试剂数滴，反应液呈橙色或橙红色。此反应有时较慢，需放置 15 分钟后才能显色。

```
┌──────────┐   碱性苦味酸试剂   ┌────────────┐
│ 甲型强心苷 │ ────────────────→ │ 橙色或橙红色 │
└──────────┘    溶于甲醇/乙醇中   └────────────┘
```

### （三）作用于 α‑去氧糖的显色反应

**1. Keller‑Kiliani（K‑K）反应**　取样品约 1mg 溶于冰醋酸中，加 20% 三氯化铁水溶液，沿管壁缓慢加入浓硫酸 5ml，观察界面和醋酸层的颜色变化。如有 α‑去氧糖存在，醋酸层逐渐显蓝或蓝绿色。界面的呈色因苷元的结构不同而异，如呈草绿、洋红、黄棕色等。

```
┌────────────────────────┐ Keller-Kiliani试剂 ┌──────────┐
│ α-去氧糖/α-去氧糖与苷元连接 │ ─────────────────→ │ 蓝或蓝绿色 │
└────────────────────────┘   溶于冰醋酸中      └──────────┘
```

这一反应是 α‑去氧糖的特征反应，对游离的 α‑去氧糖或 α‑去氧糖与苷元连接成的苷均能显色。而 α‑去氧糖与葡萄糖或其他羟基糖相连接的双糖、三糖则由于在此条件下难以水解出 α‑去氧糖，故不能显色。

**2. 呫吨氢醇反应（Xanthydrol 反应）**　取样品适量，加呫吨氢醇试剂，置沸水浴中加热 3 分钟，显红色，只要分子中有 α‑去氧糖都能显色。该反应非常灵敏，可用于定量。

$$\boxed{\text{分子中有 }\alpha\text{-去氧糖}} \xrightarrow{\text{呫吨氢醇试剂}} \boxed{\text{红色}}$$

除以上反应外，还有过碘酸-对硝基苯胺反应、对-硝基苯肼反应、对-二甲氨基苯甲醛反应等。

强心苷类成分的主要检识反应汇总见表11-4。

表11-4　强心苷类成分的主要检识反应

| 检识反应 | 检识对象 | 检识试剂 | 检识现象 |
|---|---|---|---|
| Liebermann-Burchard 反应 | 强心苷甾体母核 | 硫酸-醋酐（1：20） | 黄→红→蓝→紫→绿 |
| Salkowski 反应 | 强心苷甾体母核 | 三氯甲烷-浓硫酸 | 血红色或青色 |
| Tschugaev 反应 | 强心苷甾体母核 | 冰醋酸-乙酰氯 | 紫红→蓝→绿 |
| Legal 反应 | 甲型强心苷 | 亚硝酰铁氰化钠试剂 | 深红色 |
| Raymond 反应 | 甲型强心苷 | 间二硝基苯试剂 | 紫红色 |
| Kedde 反应 | 甲型强心苷 | 3，5-二硝基苯甲酸试剂 | 红色或紫红色 |
| Baljet 反应 | 甲型强心苷 | 碱性苦味酸试剂 | 橙色或橙红色 |
| Keller-Kiliani（K-K）反应 | α-去氧糖/α-去氧糖与苷元连接 | 冰醋酸-三氯化铁 | 蓝或蓝绿色 |
| Xanthydrol 反应 | α-去氧糖 | 呫吨氢醇试剂 | 红色 |

### 请你想一想

请用化学方法鉴别下列两组化合物。

（1）

（2）

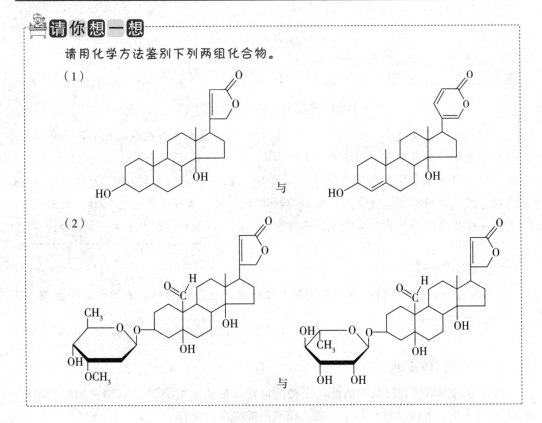

## 第二节 强心苷类成分的提取与分离

PPT

### 一、提取方法

#### （一）原生苷的提取

原生苷的提取流程如下。

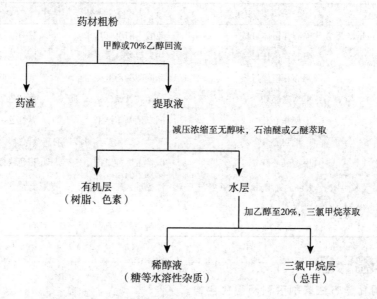

你知道吗

### 强心苷提取时的注意问题

多数强心苷是多糖苷，受植物中酶、酸的影响可发生水解生成次生苷。在提取分离过程中要特别注意酶及酸碱这些因素的影响。

原料为种子或含脂类杂质较多时，需用石油醚或汽油脱脂后提取；原料含叶绿素较多时，可用稀碱液皂化法除去，或将醇提取液浓缩，保留适量浓度的醇，放置使叶绿素等脂溶性杂质成胶状沉淀析出，滤过除去。也可用活性炭吸附除去。

请你想一想

从含强心苷的药材中提取原生苷时要注意防止发生水解，请问可采用哪些方法来防止水解？

#### （二）次生苷的提取

次生苷的提取可利用酶的活性，先将药材粉末加适量水湿润，在 30～40℃ 下保持 6～12h 以上进行发酵水解，再用乙酸乙酯或乙醇提取次生苷。

## 二、分离方法

分离混合强心苷，常采用溶剂萃取法、逆流分配法和色谱分离法。对少数含量较高且有结晶性的成分，可采用反复重结晶的方法获得单体。但多数情况下，往往需要多种方法配合使用，反复分离才能得到单一成分。

## 第三节　药材实例

PPT

### 一、羊角拗中强心苷类成分的提取与分离

#### （一）羊角拗主要成分与性质 微课

羊角拗植物各部分均含有强心苷，其中种子强心苷含量较高，约达2%，分为亲脂性苷和弱亲脂性苷两类。亲脂性苷由羊角拗苷约1.0%，异羊角拗苷约0.4%，辛诺苷约0.5%，异辛诺苷约0.08%，伪考多苷约0.22%，伪异考多苷约0.02%，沙木托苷、考多苷等。弱亲脂性强心苷有D–羊角拗毒毛旋花子苷Ⅰ、Ⅱ、Ⅲ。

| 羊角拗苷 | $R_1$=OH | $R_2$=H | $R_3$=L–夹竹桃糖 |
| 异羊角拗苷 | $R_1$=OH | $R_2$=H | $R_3$=L–迪吉糖 |
| 辛诺苷 | $R_1$=OH | $R_2$=O | $R_3$=L–夹竹桃糖 |
| 异辛诺苷 | $R_1$=OH | $R_2$=O | $R_3$=L–迪吉糖 |
| 伪考多苷 | $R_1$=O | $R_2$=OH | $R_3$=L–夹竹桃糖 |
| 伪异考多苷 | $R_1$=O | $R_2$=OH | $R_3$=L–迪吉糖 |
| 沙木托苷 | $R_1$=O | $R_2$=OH | $R_3$=D–沙门糖 |
| 考多苷 | $R_1$=O | $R_2$=OH | $R_3$=L–夹竹桃糖 |

羊角拗苷难溶于水，溶于乙醇、三氯甲烷。

#### （二）羊角拗中亲脂性强心苷的提取与分离

羊角拗中亲脂性苷对心力衰竭有良好的疗效，其作用与毒毛旋花子苷K相似，在相应剂量下都有减慢心率的作用。羊角拗中亲脂性苷的提取分离工艺流程如下。

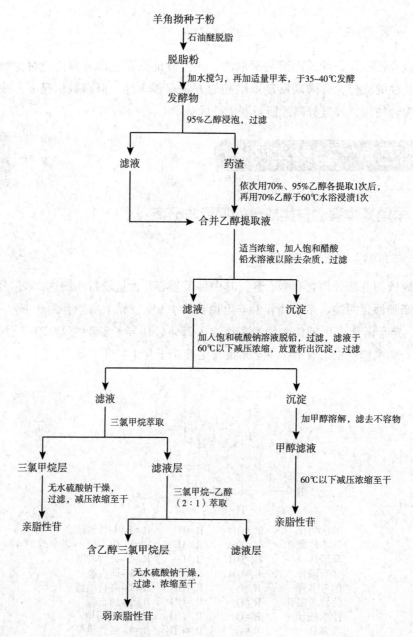

你知道吗

## 羊角拗来源、功效、生物活性与注意问题

羊角拗〔*Strophanthus divaricatus*（Lour.）Hook. Et Arn.〕为夹竹桃科羊角拗属植物，其种子、根、茎、叶及种子的丝状绒毛均可供药用。味苦、性寒、有毒。具有祛风湿、通经路、解疮毒、杀虫等功效。全株植物含毒，尤以种子为甚，其毒性成分主要为强心苷，能刺激心脏。药用强心剂，可治血管硬化、跌打、扭伤、风湿性关节炎、蛇咬伤等症；农业上用作杀虫剂及毒雀鼠。

羊角拗苷的主要适应证为急性充血性心力衰竭。羊角拗混合苷能使动物的心脏收缩加强、心率减慢、传导阻滞；对水合氯醛、戊巴比妥钠、氰化钠等所致心力衰竭有治疗作用。其的强心作用与毒毛旋花子苷 K 相似，但稍温和而持久。其中所含纯苷（D－羊角拗毒毛旋花子苷 I）的强心作用亦得到证实。羊角拗混合苷对心电图的影响，与一般强心苷基本相似。对冠状动脉的作用，一般剂量影响较小，中毒剂量则使之显著收缩，临床应用时遇有严重冠状动脉疾患之病人，应予注意。

此外，羊角拗苷还有利尿、镇静、兴奋子宫的作用。用羊角拗苷时不可同时用洋地黄或其他强心剂，不能与钙剂同用。凡病人一周内已用洋地黄制剂治疗者，不能用羊角拗苷。严重心血管器质性病变、心内膜炎及急、慢性肾炎者禁用。

## 二、铃兰中强心苷类成分的提取与分离

### （一）铃兰主要成分与性质

铃兰全草含强心苷约 0.2%，有铃兰毒苷、铃兰毒醇苷、铃兰苷、去葡萄糖桂竹香毒苷和杠柳鼠李糖苷等 40 多种强心苷。铃兰毒苷含量占总强心苷的 39%～46%，是花和叶的主要强心苷成分。铃兰毒醇苷也是花和叶中的主要成分，占总苷的 9%～23%。铃兰苷是种子的主要强心苷成分。

| | | |
|---|---|---|
| 铃兰毒苷 | $R_1$=CHO | $R_2$=L-鼠李糖 |
| 铃兰毒醇苷 | $R_1$=CH$_2$OH | $R_2$=L-鼠李糖 |
| 铃兰苷 | $R_1$=CHO | $R_2$=L-鼠李糖-O-葡萄糖 |
| 去葡萄糖桂竹香毒苷 | $R_1$=CHO | $R_2$=D-弩箭子糖 |
| 杠柳鼠李糖苷 | $R_1$=CH$_3$ | $R_2$=α-L-鼠李糖 |

铃兰总强心苷为淡黄色或棕黄色粉末，易溶于 9% 乙醇，难溶于水，实际上不溶于三氯甲烷和石油醚。

铃兰毒苷为白色针状结晶，可溶于甲醇、乙醇、丙酮，微溶于三氯甲烷、乙酸乙酯和水，不溶于乙醚和石油醚。

铃兰苷是白色结晶粉末，味苦，易溶于稀甲醇和乙醇水溶液中，难溶于丙酮，不溶于三氯甲烷、乙醚和石油醚。

铃兰毒醇苷为白色针晶，去葡萄糖桂竹香毒苷为白色簇状针晶。

你知道吗

## 铃兰的来源与功效

铃兰（*Convallaria majalis* Linn.）为百合科铃兰属植物，全草入药。味苦，性温。有毒。具有强心、利尿的功效。用于治疗充血性心力衰竭、心房纤颤及由高血压病、肾炎引起的左心衰竭。

铃兰有空气净化器的作用,可以吸收二氧化碳,释放氧气,增加室内空气中的负离子。铃兰花朵还可以截留和吸纳空气中的漂浮微粒及烟尘,减少尘埃对家居的洁净影响。其香味,能够让空气变得清新健康。可以让人放松,精神变得愉快。

### (二)铃兰中铃兰毒苷的提取与分离

铃兰在生长过程中强心苷的含量变化很大。据文献报道,强心苷的含量(相对比较)以花和始花期叶中含量最高。提取前将铃兰草用粉碎机粉碎成粗粉。铃兰毒苷提取分离工艺流程如下。

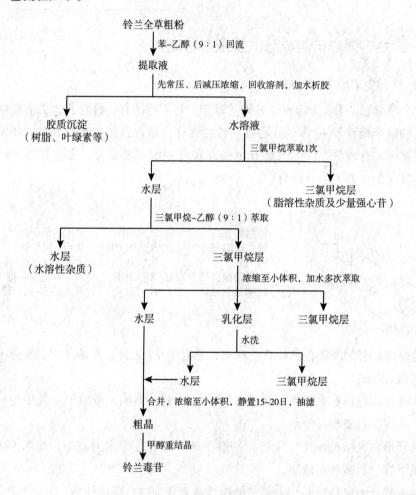

### 你知道吗

### 铃兰毒苷的其他提取方法

从铃兰中提取铃兰毒苷,除了上述溶剂法之外还可用炭吸附法:铃兰全草粗粉用苯-乙醇(9:1)回流提取,提取液回收溶剂,加水析胶后,水溶液中加入硫酸亚铁搅拌后再加碳酸钙净化,吸附除去水溶性杂质,过滤,滤液中加入活性炭,使充分吸附强心苷,过滤,收集吸附强心苷的活性炭,80℃烘干后用苯-乙醇(8:2)加热回流解吸附，所得回流液回收溶剂，浓缩至干，即得铃兰毒苷粗品，再用甲醇重结晶，即得纯品。

## 第四节　含强心苷类成分的常用中药

PPT

### 一、香加皮

香加皮为萝摩科植物杠柳（*Periploca sepium* Bge.）的干燥根皮。味辛、苦，性温，有毒。具有利水消肿、祛风湿、强筋骨等功效。主要用于治疗下肢水肿、心悸气短、风寒湿痹、腰膝酸软等。

**（一）化学成分**

香加皮含有 $C_{21}$ 甾类、强心苷类、芳香醛类、三萜类等化合物。其中强心苷化合物包括杠柳毒苷（periplocin）和杠柳次苷（peripocymarin）和杠柳苷元（periplogenin）等。香加皮中的主要芳香醛类成分是 4 – 甲氧基水杨醛，其也是香加皮中的主要香气成分。

《中国药典》质量控制成分：以 4 – 甲氧基水杨醛为指标成分进行定性鉴别和含量测定。香加皮于 60℃ 干燥 4 小时，含 4 – 甲氧基水杨醛（$C_8H_8O_3$）不得少于 0.20%。

| | | |
|---|---|---|
| 杠柳青苷 | $R_1$=D–葡萄糖–D–加拿大麻糖 | $R_2$=H |
| 杠柳茨苷 | $R_1$=D–加拿大麻糖 | $R_2$=H |
| 杠柳苷元 | $R_1$=H | $R_2$=H |
| xysmalogenin | $R_1$=H | $R_2$=H(5,6位双键) |

4-甲氧基水杨醛

**（二）理化性质**

杠柳毒苷为白色针晶，极微溶于水，易溶于乙醇，几乎不溶于乙醚、三氯甲烷、苯和石油醚。杠柳苷元为无色针晶。4 – 甲氧基水杨醛为无色针晶。

**（三）生物活性**

香加皮含较多量强心苷，具有显著的强心利尿作用。杠柳毒苷及其苷元具有抗肿瘤活性。

### （四）注意问题

《中国药典》记载香加皮"有毒"，不宜过量服用。临床不良反应主要有恶心、呕吐、腹泻等胃肠道症状，以及心率减慢、早搏、房室传导阻滞等心率失常表现，甚至误服致死。药理实验发现：香加皮中强心苷虽是不良反应的根源，但也是药效成分，是香加皮产生强心、利尿、消肿作用的物质基础。

香加皮用量较大时，可见心动过缓。过大量时，先出现全身震颤，后麻痹，使心脏中毒严重时可致死。

由于历史原因以及品名（别名）、性状、功效、主治与五加皮有相似之处，临床上出现与五加皮混用的情况，其误用剂量高于香加皮规定用量，会进一步加重其不良反应。

## 二、罗布麻

罗布麻（*A. venetum* L.），别称红麻、茶叶花、红柳子等，夹竹桃科罗布麻属直立半灌木，入药部位为罗布麻叶，具有平肝安神、清热利水的作用。用于治疗肝阳眩晕、心悸失眠、浮肿尿少等症。

### （一）化学成分

罗布麻叶含槲皮素，金丝桃苷、芸香苷等。

《中国药典》质量控制成分：罗布麻叶以槲皮素、山奈素为指标成分进行定性鉴别，以金丝桃苷为指标成分进行含量测定。规定按干燥品计算，含金丝桃苷不得少于0.30%。

金丝桃苷

### （二）理化性质

从甲醇中结晶的罗布麻苷为无色针状结晶，易溶于乙醇、三氯甲烷、二氯乙烷、四氯化碳、乙酸乙酯，可溶于丙酮、甲醇，难溶于水，不溶于石油醚和乙醚。

### （三）生物活性

罗布麻根中含较多量强心苷，具有显著的强心、利尿作用。加拿大麻苷具有强心、抗癌、利尿作用。

### 三、蟾酥

蟾酥为蟾蜍科动物中华大蟾蜍（*Bufo bufo gargarizans* Cantor）或黑框蟾蜍（*Bufo melanostictus Schneider*）的干燥分泌物。多于夏、秋二季捕捉蟾蜍，洗净，挤取耳后腺和皮肤腺的白色浆液，加工，干燥。本品具有解毒止痛、开窍醒神的作用。用于治疗痈疽疔疮、咽喉肿痛、中暑神昏，痧胀腹痛吐泻。

#### （一）化学成分

蟾酥中含有大量的蟾蜍毒素类物质，该类物质均有强心活性，在化学上属甾族化合物，其 $C_{17}$ 上再接 $\alpha$ – 吡喃酮基，则凡具有此种骨架的物质，总名蟾蜍二烯内酯，是蟾蜍浆液、蟾酥的主要有效成分。蟾毒配基类和蟾蜍毒素类化合物均有强心作用，但蟾毒配基类化合物作用更为明显，其化学结构与强心作用有一定的关系。

《中国药典》质量控制成分：以华蟾酥毒基（$C_{26}H_{34}O_6$）和脂蟾毒配基（$C_{24}H_{32}O_4$）的总量为指标成分进行定性鉴别和含量测定。该品按干燥品计算，含华蟾酥毒基和脂蟾毒配基的总量不得少于 6.0%。

华蟾酥毒基　　　　　　　　　　脂蟾毒配基

#### （二）理化性质

蟾酥断面沾水，即呈乳白色隆起，药物粉末的甲醇滤液可与对二甲氨基苯甲醛 – 硫酸溶液显蓝紫色反应。

#### （三）生物活性

蟾酥中的苷元是具有强烈药理作用的甾族化合物，具有解毒、消肿、强心、止痛的作用。

#### （四）注意问题

蟾酥可刺激胃肠道黏膜，产生胃肠急性炎症，可直接作用于心肌，使心跳停止于收缩期，但无蓄积作用，对神经系统有末梢性麻醉作用，并能够致幻，对外周神经有类似烟碱样作用，是《中华人民共和国禁止进出境物品表》中国家明确禁止出境的物品。

## 目标检测

### 一、单项选择题

1. 甲型和乙型强心苷结构的主要区别点是（　　　）
   - A. A/B 环稠和方式不同
   - B. $C_{17}$ 不饱和内酯环不同
   - C. 糖链连接位置不同
   - D. 内酯环连接位置不同

2. Ⅰ型强心苷分子结合形式为（　　　）
   - A. 苷元 –（α – 羟基糖）$_x$
   - B. 苷元 –（α – 羟基糖）$_x$ –（2，6 – 二去氧糖）$_y$
   - C. 苷元 –（2，6 – 二去氧糖）$_x$ –（α – 羟基糖）$_y$
   - D. 苷元 –（6 – 去氧糖）$_x$ –（α – 羟基糖）$_y$

3. Ⅱ型强心苷分子结合形式为（　　　）
   - A. 苷元 –（6 – 去氧糖）$_x$ –（D – 葡萄糖）$_y$
   - B. 苷元 –（D – 葡萄糖）$_x$ –（6 – 去氧糖）$_y$
   - C. 苷元 –（D – 葡萄糖）$_x$ –（2，6 – 二去氧糖）$_y$
   - D. 苷元 –（2，6 – 二去氧糖）$_x$ –（D – 葡萄糖）$_y$

4. 水解强心苷不使苷元发生变化用（　　　）
   - A. 0.02 ~ 0.05mol/L 盐酸
   - B. 氢氧化钠/水
   - C. 3% ~ 5% 盐酸
   - D. 碳酸氢钠/水

5. 强心苷甾体母核的反应不包括（　　　）
   - A. Tschugaev 反应
   - B. Salkowski 反应
   - C. Chloramine T 反应
   - D. Raymond 反应

6. Ⅱ型强心苷水解时，常用酸的浓度为（　　　）
   - A. 3% ~ 5%
   - B. 6% ~ 10%
   - C. 20%
   - D. 30% ~ 50%

7. 从种子药材中提取强心苷时，为除去油脂，可先采用（　　　）
   - A. 乙醇回流法
   - B. 酸提碱沉法
   - C. 大孔吸附树脂法
   - D. 石油醚连续提取法

8. 用于区别甲型和乙型强心苷的反应是（　　　）
   - A. 醋酐 – 浓硫酸反应
   - B. 亚硝酰铁氰化钠反应
   - C. 香草醛 – 浓硫酸反应
   - D. 三氯醋酸反应

9. 2 – 去氧糖常见于（　　　）
   - A. 黄酮苷
   - B. 蒽醌苷
   - C. 三萜皂苷
   - D. 强心苷

10. 用于区别甲型和乙型强心苷元的反应是（　　　）
   - A. 醋酐 – 浓硫酸反应
   - B. 香草醛 – 浓硫酸反应
   - C. 3，5 – 二硝基苯甲酸反应
   - D. 三氯醋酸反应

11. 强心苷不饱和五元内酯环的呈色反应不包括（　　）

    A. 亚硝酰铁氰化钠（Legal）反应　　B. 3，5 – 二硝基苯甲酸（Kedde）反应

    C. 碱性苦味酸（Baljet）反应　　　　D. 三氯化铁 – 冰醋酸（Keller – Kiliani）反应

12. 下列化合物属于（　　）

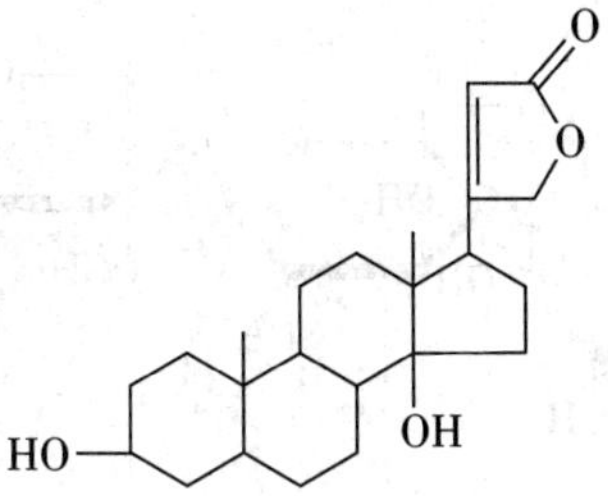

    A. 螺甾烷醇型皂苷元　　　　　　　B. 异螺甾烷醇型皂苷元

    C. 呋甾烷醇型皂苷元　　　　　　　D. 甲型强心苷元

13. 下列化合物属于（　　）

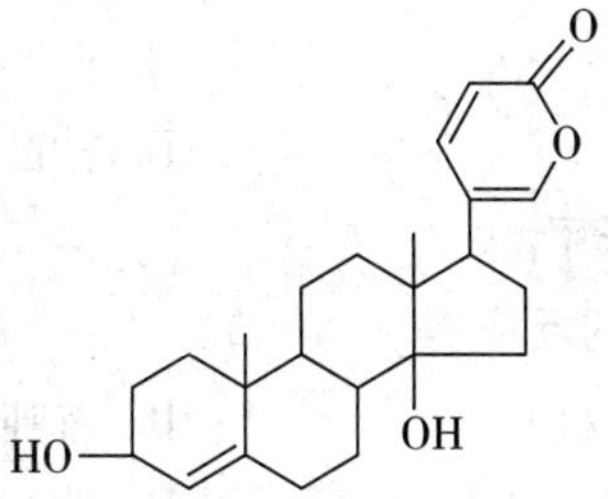

    A. 甲型强心苷元　　　　　　　　　B. 乙型强心苷元

    C. 呋甾烷醇型皂苷元　　　　　　　D. 螺甾烷醇型皂苷元

14. 下列化合物属于（　　）

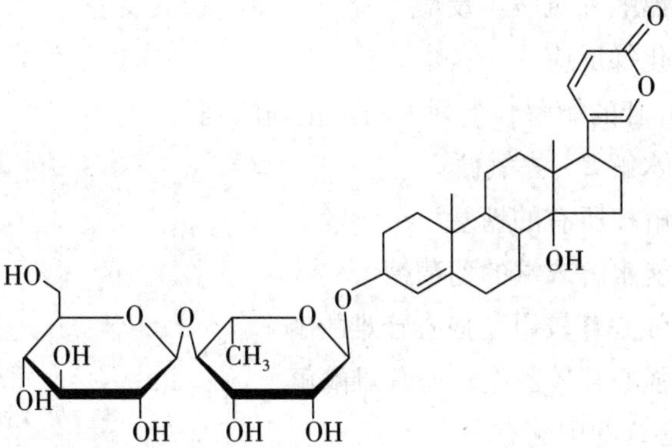

    A. 异螺甾烷醇型皂苷　　　　　　　B. 乙型强心苷

    C. 螺甾烷醇型皂苷　　　　　　　　D. 甲型强心苷

15. 下列化合物属于（　　）

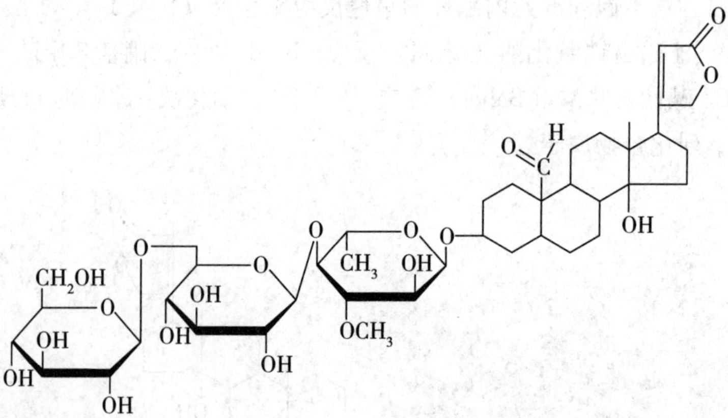

  A. 甲型强心苷       B. 螺甾烷醇型皂苷

  C. 异螺甾烷醇型皂苷     D. 乙型强心苷

## 二、多项选择题

1. 鉴别甲型强心苷与乙型强心苷的试剂有（   ）

  A. 间硝基苯        B. 亚硝酰铁氰化钾

  C. 10% 硫酸        D. 盐酸 – 对二甲氨基苯甲醛

  E. 3，5 – 二硝基苯甲酸

2. 作用于 2 – 去氧糖的反应有（   ）

  A. Keller – Kiliani 反应    B. 占吨氢醇反应

  C. 亚硝酰铁氰化钾      D. 盐酸 – 对二甲氨基苯甲醛

  E. 碱性苦味酸

3. 作用于强心苷甾体母核的反应有（   ）

  A. 醋酐 – 浓硫酸反应     B. $\alpha$ – 萘酚 – 浓硫酸反应

  C. 三氯醋酸 – 氯胺 T 反应   D. 磷酸反应

  E. 三氯化锑反应

4. 有关强心苷的酶解，下列说法不正确的是（   ）

  A. 仅能水解 2 – 去氧糖

  B. 可水解掉所有的糖基

  C. 大多能水解末端的葡萄糖

  D. 乙型强心苷较甲型强心苷难酶解

  E. 甲型强心苷较乙型强心苷难酶解

5. 含有强心苷的中药有（   ）

  A. 铃兰      B. 黄花夹竹桃      C. 麦冬

  D. 黄芩      E. 羊角拗

## 三、思考题

1. 提取强心苷的原生苷时应注意哪几方面？

2. 影响强心苷水溶性的因素有哪些？

（谢妍龙）

书网融合……

 微课

 划重点

 自测题

# 第十二章 其他类型成分

学习目标

知识要求

1. **掌握** 鞣质的理化性质及除去鞣质的主要方法。
2. **熟悉** 多糖、鞣质、有机酸、氨基酸、蛋白质和酶等成分的结构特点、性质和提取分离方法。
3. **了解** 含有机酸、鞣质等成分的常用中药所含的主要成分、质量控制、毒性成分、生物活性和使用注意等。

能力要求

1. 能完成从中药提取液中除去鞣质的操作。
2. 学会多糖、有机酸、氨基酸、蛋白质和酶等成分的提取与分离操作。

## 实例分析

**实例** 据有关文献记载，金银花在我国有 2000 多年的栽植历史。中药学专著中记载有忍冬，称其"凌冬不凋"，"鹭鸶藤，性温无毒，治筋骨疼痛，名金银花"，又被称为"银花"、"双花"、"二花"等。其功效为清热解毒，疏散风热，用于治疗痈肿疔疮、喉痹、丹毒、风热感冒、温热发病、热毒血痢等症。

**讨论** 1. 金银花哪种成分有抗菌、抗病毒作用？
2. 有机酸有哪些理化性质？
3. 哪些中药材中含有有机酸？

## 第一节 多糖

PPT

### 一、认识多糖

多糖几乎存在于所有的有机体中，由于其多种多样的生物活性以及在功能食品和临床上的广泛应用，使得多糖的研究和开发利用日益活跃，目前已成为天然药物、生命科学的研究热点。其中尤以从中药中提取的水溶性多糖最为重要。

多糖是由 10 个或 10 个以上单糖通过苷键连接而成的化合物。可分为两类，一类是水不溶性多糖，主要形成动植物的支持组织，如植物中的纤维素、甲壳类动物中的甲壳素等；另一类是水溶性多糖，是动植物体内的贮存养料，如淀粉、菊糖等。

## （一）性状

多糖一般为无定形粉末，无甜味，无还原性，多有旋光性。

## （二）溶解性

难溶于冷水，溶于热水时可形成胶体溶液，不溶于稀醇及其他有机溶剂。纤维素和甲壳素不溶于任何溶剂。

## （三）水解性

具有苷键，能被酸或酶水解，生成低聚糖或单糖。

你知道吗

### 多糖的生物活性

多糖在抗肿瘤、治疗肝炎和心血管疾病、抗衰老等方面有独特的作用，如人参多糖有明显的抗肿瘤作用和抗突变作用；茶叶多糖具有抗凝血、抗血栓和降血脂作用；昆布多糖有抗凝血作用；鹿茸多糖可抗溃疡；香菇、茯苓多糖可抗肿瘤。此外，银耳多糖、刺五加多糖、黄芪多糖、猪苓多糖等也具有抗肿瘤和免疫促进作用。

## 二、多糖的提取与分离

### （一）提取

多糖的提取可根据其溶解度的不同，选择不同温度的水作溶剂，然后向水提取液的浓缩液中加乙醇，多糖即沉淀析出。如阿拉伯胶和果胶可溶于冷水，故用水冷浸；黏液质、树胶、菊糖等可溶于热水，故用热水提取。 微课

### （二）分离纯化

常用分步沉淀法。根据不同多糖在不同浓度的乙醇中溶解度不同，向水提取液的浓缩液中逐渐加入乙醇，收集不同浓度下析出的沉淀。还可用凝胶过滤法分离大小、形态不同的分子，或者用活性炭柱色谱、离子交换色谱等进行纯化和分离。

## 三、实例——黄芪中多糖的提取与分离

黄芪为豆科植物蒙古黄芪 [*Astragalus membranaceus*（Fisch.）Bge. var. *mongholicus*（Bge.）Hsiao] 或膜荚黄芪 [*Astragalus membranaceus*（Fisch.）Bge.] 的干燥根。具有补气升阳、固表止汗、利水消肿、生津养血、行滞通痹、托毒排脓、敛疮生肌等功效。

从黄芪水提取液中分得的多糖有葡聚糖 AG－1、AG－2 及两种杂多糖 AH－1、AH－2。其中 AG－1、AH－1 两种多糖都是水溶性多糖，经药理试验证明有解毒和免疫促进作用，黄芪多糖的提取多用水提醇沉法。工艺流程如下。

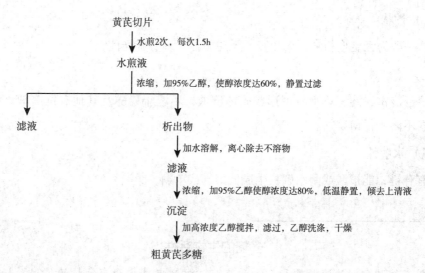

所得粗黄芪多糖，再通过阳离子交换柱、透析等方法精制可得纯品。

## 第二节 有机酸

PPT

### 一、认识有机酸

有机酸是含有羧基（–COOH）的有机化合物（不包括氨基酸），广泛存在于植物体内，存在于植物的花、叶、茎、果、根等部位，多与钙、钾、镁等金属离子或生物碱结合成盐而存在，或以酯的形式存在。有机酸有三种结构类型，即芳香族有机酸、脂肪族有机酸和萜类有机酸。

芳香族有机酸在植物界中分布广泛，如桂皮酸类衍生物普遍存在于中药中。桂皮酸类衍生物的结构特点是：基本结构为苯丙酸，取代基多为羟基、甲氧基等。有些桂皮酸衍生物以酯的形式存在于植物中，如咖啡酸与奎宁酸结合成的酯。有少部分芳香族有机酸具有较强的毒性，如马兜铃酸有较强的肾毒性，易导致肾衰竭。含有马兜铃酸的中药有马兜铃、关木通、广防己、细辛、青木香等。

脂肪族有机酸也广泛存在于植物界中，脂肪酸为带有羧基的脂肪族化合物，分子式中少于 8 个碳的有机酸被称为低级脂肪酸，8 个碳以上者为高级脂肪酸。

萜类有机酸属于萜类化合物，如甘草次酸、齐墩果酸等。

有机酸的理化性质如下。

#### （一）性状

含 8 个碳原子以下的低级脂肪酸和不饱和脂肪酸在常温时多为液体，较高级的饱和脂肪酸、多元酸和芳香酸多为固体。

#### （二）溶解性

低级脂肪酸多易溶于水或乙醇，水溶性随分子中所含碳原子数目的增多而迅速降低；分子中极性基团越多，在水中的溶解度越大。故多元酸比一元酸易溶于水，含羟基数目多的有机酸水溶性大；芳香族的酸类难溶于水，而易溶于乙醇和乙醚中。

### （三）酸性

有机酸中含羧基，具有一般羧酸的性质，可生成酯、酰胺、酰卤等衍生物；还能与碱金属、碱土金属结合成盐。

## 二、有机酸的提取与分离

### （一）水（或碱水）提取－酸沉淀法

有机酸在中药中一般以盐的形式存在，故可用水或稀碱水提取（10%氢氧化钠），提取液经酸化后，其所生成的游离有机酸在水中溶解度较低，即可沉淀析出。也可酸化后用适当的有机溶剂萃取，有机酸即可转溶于有机溶剂中。

### （二）有机溶剂提取法

根据游离有机酸易溶于有机溶剂，难溶于水，而有机酸盐则难溶于有机溶剂易溶于水的性质，以及多数有机酸在植物体内是以盐的形式存在的特点，可先将药材原料进行酸化处理使有机酸游离，然后再用适宜的有机溶剂提取，提取液再用碱水萃取，有机酸成盐而转入碱水中，分出碱水层，酸化，再用有机溶剂萃取，可得到较纯的总有机酸。

### （三）铅盐或钙盐沉淀法

利用有机酸的二价或三价金属盐较难溶于水的性质，在含有有机酸的水溶液中加入醋酸铅、碱式醋酸铅或氢氧化钙，可产生有机酸的铅盐或钙盐沉淀。再将所得的铅盐或钙盐沉淀悬浮于乙醇中，分别按常法脱铅、脱钙（用硫酸），即可得粗品有机酸。

## 三、实例——金银花中有机酸的提取与分离

金银花为忍冬科植物忍冬（*Lonicera japonica* Thunb.）的干燥花蕾或带初开的花，有清热解毒、疏散风热的功效。金银花提取物的主要成分为绿原酸，具有广谱抗菌及抗氧化的作用。由于绿原酸本身的不稳定性，故提取时不能高温、强光及长时间加热。

绿原酸（3-咖啡酰奎宁酸）

绿原酸是由咖啡酸与奎尼酸形成的酯，绿原酸在25℃时水中溶解度约为4%，易溶于乙醇、丙酮、甲醇等极性溶剂，微溶于乙酸乙酯，难溶于三氯甲烷、乙醚、苯等亲脂性有机溶剂。

金银花中绿原酸的提取工艺流程如下。

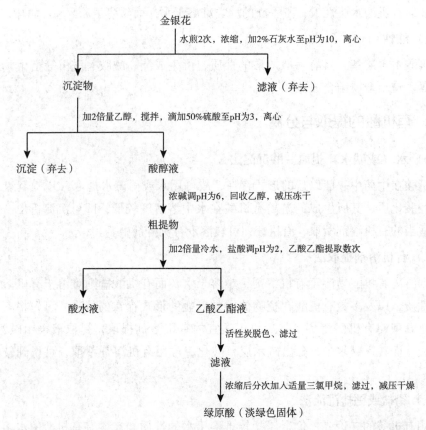

金银花
水煎2次，浓缩，加2%石灰水至pH为10，离心
├─ 沉淀物
└─ 滤液（弃去）

沉淀物
加2倍量乙醇，搅拌，滴加50%硫酸至pH为3，离心
├─ 沉淀（弃去）
└─ 酸醇液

酸醇液
浓碱调pH为6，回收乙醇，减压冻干
粗提物
加2倍量冷水，盐酸调pH为2，乙酸乙酯提取数次
├─ 酸水液
└─ 乙酸乙酯液

乙酸乙酯液
活性炭脱色、滤过
滤液
浓缩后分次加入适量三氯甲烷，滤过，减压干燥
绿原酸（淡绿色固体）

金银花中所含成分主要为有机酸类化合物、木犀草苷。其中有机酸类成分主要是绿原酸，其结构是一分子咖啡酸和一分子奎宁酸结合成的酯，即3-咖啡酰奎宁酸；异绿原酸是绿原酸的同分异构体，为5-咖啡酰奎宁酸。3，4-、3，5-、4，5-二-O-咖啡酰奎宁酸均为两分子咖啡酸和一分子奎宁酸结合成的酯类化合物。《中国药典》质量控制成分：绿原酸是金银花定性鉴别及含量测定的质量指标成分，规定含绿原酸不得少于1.5%；含酚酸类以绿原酸、3，5-二-O-咖啡酰奎宁酸和4，5-二-O-咖啡酰奎宁酸的总量计，不得少于3.8%。

金银花的醇提取物具有显著的抗菌作用，其主要有效成分为有机酸。普遍认为绿原酸和异绿原酸是金银花的主要有效成分。现又证明，3，4-二-O-咖啡酰奎宁酸、3，5-二-O-咖啡酰奎宁酸和4，5-二-O-咖啡酰奎宁酸的混合物亦为金银花的抗菌有效成分。其药理作用主要表现为以下几个方面。

（1）抗菌、抗病毒　绿原酸类化合物等成分对金黄色葡萄球菌、溶血性链球菌、霍乱弧菌等多种致病菌均有一定的抑制作用。

（2）抗内毒素　金银花可加速血中内毒素的清除，金银花注射液能明显减少铜绿假单胞菌及其内毒素所致的小鼠死亡。

（3）解热、抗炎　其水煎液、口服液和注射液有不同程度的退热作用。对内毒素引起的家兔发热有明显解热作用。

## 四、含有机酸的常用中药

### （一）当归

当归为伞形科植物当归［*Angelica sinensis*（Oliv.）Diels］的干燥根。

**1. 化学成分** 当归中所含成分主要为有机酸类成分、挥发油和多糖类成分。其中有机酸类成分主要包括阿魏酸、香草酸、烟酸和琥珀酸等。

《中国药典》质量控制成分：以阿魏酸和挥发油为指标成分进行含量测定，规定阿魏酸含量不得少于0.050%，挥发油含量不得少于0.4%（ml/g）。其化学结构如下。

阿魏酸

**2. 生物活性** 当归具有促进造血、调节血压、改善血液流变性、抗凝血、改善微循环、降血脂、抑制子宫平滑肌收缩、抗肝损伤、抗炎镇痛、增强免疫功能、抗心肌缺血、抗脑缺血作用。

### （二）丹参

丹参为唇形科植物丹参（*Salvia miltiorrhiza* Bge.）的干燥根和根茎。

**1. 化学成分** 丹参中所含成分主要为水溶性的酚酸类成分和脂溶性的二萜醌类化合物。其中酚酸类成分主要是丹参素、丹酚酸A、丹酚酸B、丹酚酸C、迷迭香酸、原儿茶酸、紫草酸单甲酯；二萜醌类化合物大部分为丹参酮型。

《中国药典》质量控制成分：规定含丹参酮ⅡA、隐丹参酮和丹参酮Ⅰ的总量不得少于0.25%，含丹酚酸B不得少于3.0%。

丹参素　　丹酚酸B

**2. 生物活性** 丹参能抗心律失常，扩张冠脉，增加冠脉血流量，调节血脂，抗动脉粥样硬化，改善微循环，提高耐缺氧能力，保护心肌。也可扩张血管，降低血压，保护肝细胞损伤，促进肝细胞再生，抗肝纤维化。

### （三）马兜铃

马兜铃为马兜铃科植物北马兜铃（*Aris - tolochia contorta* Bge.）或马兜铃（*Aristolochia debilis* Sieb. et Zucc.）的干燥成熟果实。

**1. 化学成分** 马兜铃中所含成分主要是马兜铃酸类成分和挥发油，其中马兜铃酸类成分主要是马兜铃酸 A - E、7 - 甲氧基 - 8 - 羟基马兜铃酸、青木香酸、7 - 羟基马兜铃酸、7 - 甲氧基马兜铃酸。生物碱类成分为木兰花碱、轮环藤酚碱。

各种马兜铃酸均具有基本相同的结构。其种类则取决于结构上的三个取代基，可以是羟基、甲氧基或无取代基。其中最重要及最常见的一种是马兜铃酸I(马兜铃酸A)。

马兜铃酸Ⅰ(马兜铃酸A)　　　　马兜铃酸Ⅱ(马兜铃酸B)　　　　马兜铃酸Ⅲ(马兜铃酸C)

**2. 马兜铃的毒性** 药理实验证明马兜铃中所含马兜铃酸是一种有肾毒性的化学成分，可引起肾脏损害等不良反应。儿童及老年人慎用，孕妇、婴幼儿及肾功能不全者禁用。用量不宜过大，以免引起呕吐。此外马兜铃还有致突变、致畸等毒性。由于马兜铃较强的毒性，《中国药典》2020 版已不再收载此品种。

## 第三节　鞣质

PPT

### 一、认识鞣质

鞣质是植物界中一类结构比较复杂的多元酚类化合物，又可称为鞣酸或单宁。由于其能与兽皮的蛋白质形成致密、柔韧、不易腐败又难以透水的皮革而得名。根据鞣质的结构特点和能否被水解，又分为可水解鞣质和缩合鞣质两类。

可水解鞣质是由酚酸和多元醇通过苷键和酯键形成的化合物，可被酸、碱或酶水解。根据水解产物不同，又进一步分为没食子酸鞣质和逆没食子酸鞣质。没食子酸鞣质水解后可生成没食子酸（或其缩合物）和糖（或多元醇），生成的糖多为葡萄糖，如五倍子鞣质；逆没食子酸鞣质水解后产生逆没食子酸和糖，或同时产生没食子酸等其他酸，如诃子鞣质。

缩合鞣质为结构复杂的聚合体，组成缩合鞣质的基本单元是黄烷 - 3 - 醇。一般不能水解，但经酸处理后可缩合为不溶于水的高分子化合物"鞣红"，又称鞣酐。鞣质类成分的主要结构类型见表 12 - 1。

表 12 −1 鞣质类成分的主要结构类型

| 类 型 | | 活性成分实例 |
|---|---|---|
| 可水解鞣质 | 没食子酸鞣质 | |

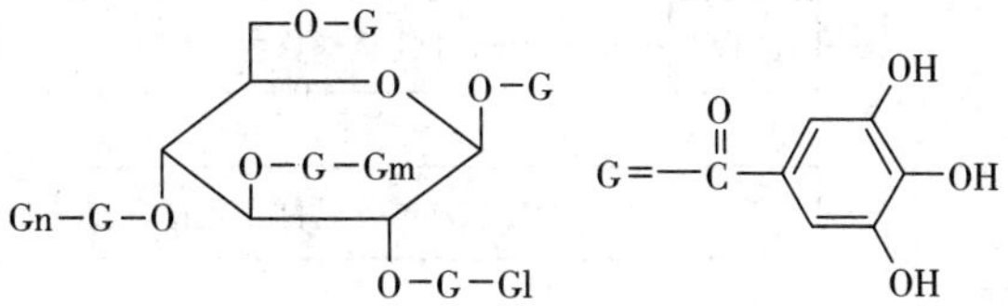

五倍子鞣质
(Gl、Gm、Gn 分别代表不同个数的没食子酰基)

| | 逆没食子酸鞣质 | |
|---|---|---|

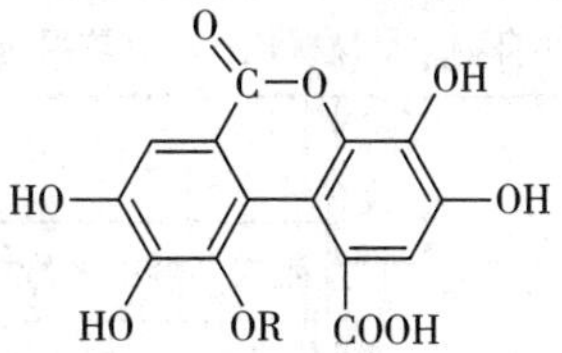

R=glc−glc
诃子鞣质

| 缩合鞣质 | |
|---|---|

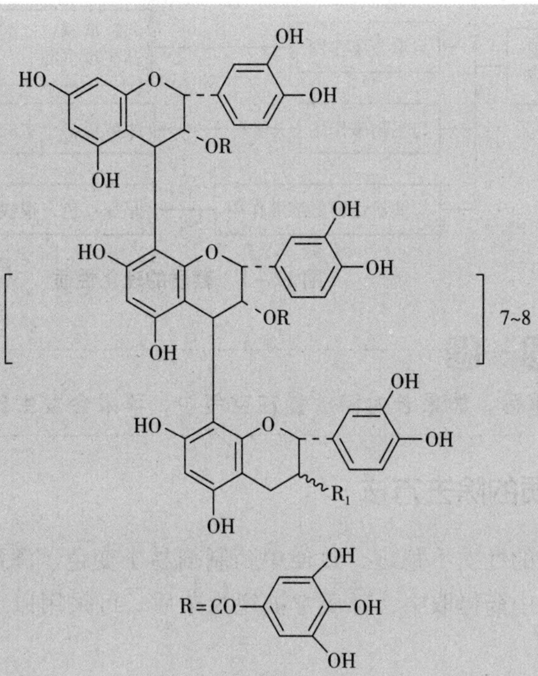

$R = CO$

$R_1 = OH$(大黄鞣质 I)
$R_1 = O-R$(大黄鞣质 II)

## 二、鞣质的理化性质

鞣质的理化性质见图 12 −1。

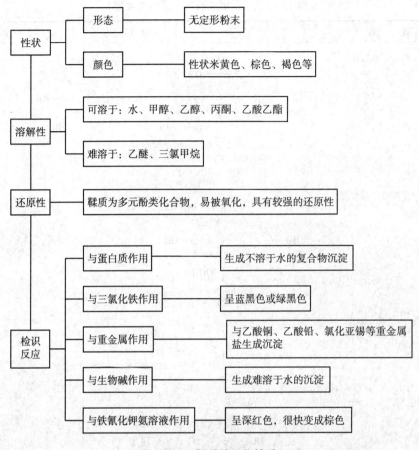

图 12 – 1　鞣质的理化性质

请你想一想

　　削苹果后，如果长时间放置在空气中，苹果会发生什么变化？为什么？

### 三、鞣质的除去方法

　　由于鞣质的性质不稳定，致使中药制剂易于变色、浑浊或沉淀，从而影响制剂的质量，因此在中药提取中，鞣质常被视为杂质。可采用以下方法除去中药提取物中的鞣质。

#### （一）石灰法

　　利用鞣质与钙离子结合生成水不溶性沉淀，故可在中药的水提取液中加入氢氧化钙，使鞣质沉淀析出；或在中药原料中拌入石灰乳，使鞣质和钙离子结合形成水不溶物，使之与其他成分分离。

#### （二）明胶法

　　在中药的水提取液中，加入适量4%明胶溶液，使鞣质沉淀完全，滤除沉淀，滤液减压浓缩，加入 3~5 倍量的乙醇，以沉淀过剩的明胶。

### （三）溶剂法

利用鞣质与碱成盐后难溶于醇的性质，在乙醇溶液中用 40% 氢氧化钠调至 pH 为 9~10，可使鞣质沉淀，再过滤除去。

### （四）热－冷处理法

鞣质在水溶液中是一种胶体状态，高温可破坏胶体的稳定性，低温可使之沉淀。因此可先将药液蒸煮，然后冷冻放置，过滤，即可除去大部分鞣质。

### （五）聚酰胺吸附法

中药的水提取液通过聚酰胺柱，鞣质与聚酰胺以氢键结合而牢牢吸附在聚酰胺柱上，80% 乙醇亦难以洗脱，而中药中其他成分大部分可被 80% 乙醇洗脱下来，从而达到除去鞣质的目的。

### （六）铅盐法

在中药的水提取液中加入饱和的乙酸铅或碱式乙酸铅溶液，可使鞣质沉淀而被除去，然后按常规方法除去滤液中过剩的铅盐。

## 四、鞣质的提取与分离

根据鞣质可溶于水、醇，难溶于亲脂性有机溶剂的性质，药材可用丙酮－水（含丙酮 50%~70%）或乙醇－水进行提取。鞣质化学性质不稳定，提取时宜选新鲜药材。所得提取液回收丙酮后，可将水溶液先用乙醚、三氯甲烷等低极性溶剂萃取除去极性小的部分，然后用乙酸乙酯提取得到较纯的鞣质。

## 五、实例——五倍子中五倍子鞣质的提取与分离

五倍子为漆树科植物盐肤木（*Rhus chinensis* Mill.）、青麸杨（*Rhus potaninii* Maxim.）或红麸杨 [*Rhus punjabensis* Stew. var. *sinica*（Diels）Rehd. et Wils. ] 叶上的虫瘿，主要由五倍子蚜 [*Melaphis chinensis*（Bell）Baker] 寄生而成。五倍子提取物的主要成分为五倍子鞣质，具有抗菌消炎、收敛止泻等作用。五倍子鞣质是由 6~8 分子没食子酸与 1 分子 D－葡萄糖结合成的酯，易溶于水、乙醇，难溶于亲脂性有机溶剂。由于具有酯键易水解生成葡萄糖和没食子酸。

《中国药典》质量控制成分：没食子酸是五倍子定性鉴别及含量测定的质量指标成分，规定含鞣质以没食子酸（$C_7H_6O_5$）计，不得少于 50.0%。

五倍子中五倍子鞣质的提取工艺流程如下。

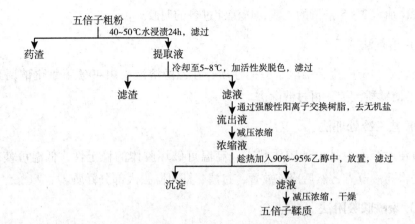

PPT

## 第四节　氨基酸、蛋白质和酶

### 一、氨基酸

#### （一）认识氨基酸

氨基酸是结构中既含有氨基又含有羧基的有机化合物。分为两类。一类是组成蛋白质的氨基酸，是人体必不可少而又不能自身合成的物质，也称为必需氨基酸。另一类是非蛋白质氨基酸，又称为天然氨基酸。其中组成蛋白质的氨基酸均为 α - 氨基酸。

多数氨基酸易溶于水，能溶于稀酸、稀碱和稀醇中，难溶于有机溶剂，如丙酮、乙醚、三氯甲烷等。

你知道吗

##### 氨基酸的生物活性

氨基酸广泛存在于动植物体内，除构成蛋白质的氨基酸大部分已被应用于医药等方面外（如精氨酸和谷氨酸用于肝昏迷，组氨酸用于消化道溃疡等），中药中其他游离氨基酸也有一些特殊的生物活性，如使君子中的使君子氨酸和鹧鸪茶中的海人草氨酸，都是驱虫的有效成分；南瓜子中的南瓜子氨酸具有抑制血吸虫幼虫生长发育的作用。

#### （二）氨基酸的提取与分离

根据氨基酸易溶于水、难溶于有机溶剂的性质，药材可用水浸渍提取，滤液减压浓缩至 1ml 相当 1g 生药，加 2 倍量 95% 乙醇，可沉淀除去蛋白质、多糖等杂质，滤液再浓缩至小体积，通过强酸型阳离子交换树脂，然后用适当浓度的氢氧化钠（1mol/L）或氨水（2mol/L）洗脱，收集与茚三酮呈阳性反应的洗脱液，浓缩处理后，可得总氨基酸，或用 70% 乙醇为溶剂进行提取，再将乙醇回收至无醇味，通过强酸型阳离子交换树脂，再用上法得总氨基酸。

## 二、蛋白质和酶

### （一）认识蛋白质和酶

蛋白质和酶是普遍存在于中药中的一类化合物，是生物体内各组织细胞的主要构成成分。但已经发现作为有效成分而存在的却为数不多，大多数情况将其作为杂质除去。近年来陆续发现某些蛋白质和酶具有一定的生物活性，如具有引产作用和抗病毒作用的天花粉蛋白；来自于番木瓜的可作为驱除肠内寄生虫药的木瓜酶；来自凤梨的可以消化蛋白质并作为除肠虫药、抗水肿及抗炎症药的凤梨酶。

蛋白质是由氨基酸通过肽键结合而成的一类高分子化合物。酶是有机体内具有特殊催化作用的蛋白质。多数蛋白质和酶可溶于水，不溶于有机溶剂。只有少数蛋白质能溶于稀乙醇。

### （二）蛋白质和酶的提取与分离

蛋白质和酶一般用水冷浸提取，但浸出液中除含蛋白质外，尚含有糖、无机盐、有机酸和苷类等杂质，可先加等量乙醇（或丙酮），或加硫酸铵至饱和，使总蛋白质和酶沉淀。然后将沉淀以水溶解，再用分级沉淀法、透析法、色谱法等进行进一步的分离纯化。

## 三、实例——天花粉中蛋白质的提取与分离

天花粉是葫芦科植物栝楼（*Trichosanthes kirilowii* Maxim.）或双边栝楼（*Trichosanthes rosthornii* Harms）的干燥根，具有生津止渴、除火润燥、排脓消肿等功效。天花粉蛋白是栝楼根的有效成分，主要用于中期妊娠引产和治疗恶性葡萄胎、绒癌。其提取分离流程如下。

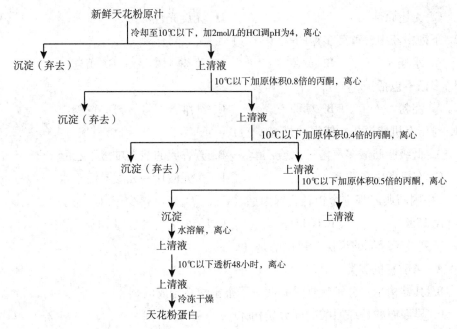

### 四、含蛋白质的常用中药

水蛭为水蛭科动物蚂蟥（*Whitmania pigra Whitman*）、水蛭（*Hirudo nipponica Whitman*）或柳叶蚂蟥（*Whitmania acranulata Whitman*）的干燥全体。

**1. 化学成分**  水蛭主含蛋白质，含有 17 种氨基酸，水解氨基酸含量达 49.4%，包括人体必需的 8 种氨基酸，其中谷氨酸含量高达 8.3%；还含有 Zn、Mn、Fe、Co、Cr、Se、Mo、Ni 等 14 种微量元素。不同种水蛭分离出的活性成分是不相同的，大致可分为两大类。一类是直接作用于凝血系统的成分，包括凝血酶抑制剂以及其他一些血液凝固的物质，如水蛭素、菲牛蛭素、森林山蛭素等。另一类是其他蛋白酶抑制剂及其他活性成分，如溶纤素、待可森等。

《中国药典》质量控制成分：本品每 1g 含抗凝血酶活性水蛭应不低于 16.0U；蚂蟥、柳叶蚂蟥应不低于 3.0U。

**2. 生物活性**  水蛭素是水蛭的主要有效药用成分。现代临床药理研究表明，水蛭具有抗凝血、抗血栓形成、改善血液流变性、脑保护、抗脑缺血、抗组织纤维化等作用。

## 目标检测

### 一、单项选择题

1. 以下不是多糖的性质的是（　　　）
   A. 多为无定形粉末　　　　　　　　B. 无甜味
   C. 无还原性　　　　　　　　　　　D. 无旋光性

2. 下列中药中含黄芪多糖的是（　　　）
   A. 水蛭　　　　　B. 黄芪　　　　　C. 黄芩　　　　　D. 黄连

3. 多糖不包括（　　　）
   A. 淀粉　　　　　B. 糖原　　　　　C. 纤维素　　　　D. 蔗糖

4. 对于有机酸说法，错误的是（　　　）
   A. 低级脂肪酸多易溶于水或乙醇　　　B. 芳香族的酸类难溶于乙醚
   C. 有机酸中含羧基　　　　　　　　　D. 多元酸比一元酸易溶于水

5. 《中国药典》规定金银花含绿原酸（$C_{16}H_{18}O_9$）不得少于（　　　）
   A. 15%　　　　　B. 0.15%　　　　C. 1.5%　　　　D. 1%

6. 下列关于绿原酸说法，错误的是（　　　）
   A. 属于有机酸类
   B. 其结构是一分子咖啡酸和两分子奎宁酸结合成的酯
   C. 异绿原酸是绿原酸的同分异构体

D. 是金银花的抗菌成分

7.《中国药典》规定当归中含有阿魏酸含量不得少于（　　）

　　A. 0.050%　　　　B. 0.50%　　　　C. 0.060%　　　　D. 0.60%

8. 关于鞣质的性质，下列说法错误的是（　　）

　　A. 难溶于乙醚　　　　　　　　　B. 不溶于水

　　C. 可与生物碱生成沉淀　　　　　D. 可与蛋白质生成不溶性复合物

9. 含鞣质以没食子酸（$C_7H_6O_5$）计，不得少于（　　）

　　A. 5%　　　　　　B. 15%　　　　　C. 50%　　　　　D. 0.5%

10. 有关水蛭素的说法，下列错误的是（　　）

　　A. 作用于凝血系统的成分　　　　B. 水蛭素是水蛭的主要有效药用成分

　　C. 属于有机酸类　　　　　　　　D. 属于蛋白质和酶类化合物

11.《中国药典》规定水蛭每1g含抗凝血酶活性，其中水蛭应不低于（　　）

　　A. 3.0U　　　　　B. 5.0U　　　　　C. 16.0U　　　　　D. 10.0U

12. 可以用于妊娠引产和治疗恶性葡萄胎、绒癌的是（　　）

　　A. 水蛭素　　　　B. 天花粉蛋白　　C. 阿魏酸　　　　D. 丹参素

## 二、多项选择题

1. 有机酸的提取分离方法有（　　）

　　A. 水（或碱水）提酸沉法　　　　B. 铅盐或钙盐沉淀法

　　C. 聚酰胺吸附法　　　　　　　　D. 铅盐法

　　E. 有机溶剂提取法

2. 去除中药提取物中鞣质的方法有（　　）

　　A. 升华法　　　　　B. 聚酰胺吸附法　　　C. 水蒸气蒸馏法

　　D. 铅盐法　　　　　E. 石灰法

3. 有机酸的性质有（　　）

　　A. 易成盐　　　　　　　　　　　B. 可溶于NaHCO$_3$

　　C. 能被中性Pb(Ac)$_2$沉淀　　　　D. 既有游离型又有结合型

　　E. 能被碱式醋酸铅沉淀

4. 含有马兜铃酸的中药有（　　）

　　A. 甘草　　　　　　B. 薄荷　　　　　　　C. 马兜铃

　　D. 细辛　　　　　　E. 人参叶

5. 当归的药理作用主要有（　　）

　　A. 促进造血　　　　B. 改善微循环　　　　C. 增强免疫功能

　　D. 抗炎　　　　　　E. 镇痛

## 三、思考题

1. 除去中药提取液中的鞣质常用的方法是什么？

2. 简述金银花的药理作用。

3. 简述鞣质的理化性质。

（谭　睿）

**书网融合……**

e 微课　　　　划重点　　　　自测题

# 参考答案

**第一章**

一、单项选择题

1. C  2. D  3. C  4. D

二、多项选择题

1. ACDE  2. ADE  3. BCE  4. ABD

**第二章**

一、单项选择题

1. B  2. D  3. A  4. C  5. A  6. C  7. B  8. A  9. B  10. C

11. C  12. D  13. A  14. D  15. D

二、多项选择题

1. ABE  2. ACDE  3. BE  4. AE  5. CD

**第三章**

一、单项选择题

1. B  2. C  3. C  4. D  5. C  6. D  7. B  8. D  9. A  10. C

11. B  12. B  13. C  14. A  15. D

二、多项选择题

1. ACD  2. BDE  3. AD  4. DE  5. AD

**第四章**

一、单项选择题

1. C  2. A  3. D  4. B  5. A  6. C  7. C  8. D  9. D  10. C

二、多项选择题

1. BCD  2. ABDE  3. AB  4. ABCD  5. ABCD

**第五章**

一、单项选择题

1. D  2. D  3. D  4. D  5. A  6. B  7. C  8. D  9. B  10. A

二、多项选择题

1. ACD  2. ABD  3. CD  4. ABC  5. ACE

**第六章**

一、单项选择题

1. D  2. A  3. B  4. C  5. B  6. D  7. C  8. D  9. C  10. A

11. C  12. C  13. C  14. B  15. A

二、多项选择题

1. ABCE　2. ABC　3. BCE　4. BCDE　5. AE

**第七章**

一、单项选择题

1. A　2. D　3. C　4. D　5. D　6. D　7. D　8. B　9. B　10. A

二、多项选择题

1. BCD　2. ABCD　3. ABD　4. DE　5. CD

**第八章**

一、单项选择题

1. A　2. A　3. B　4. C　5. D　6. C　7. A　8. D　9. D　10. A

二、多项选择题

1. CD　2. ABE　3. BCE　4. ABCD　5. BC

**第九章**

一、单项选择题

1. B　2. D　3. D　4. C　5. C　6. D　7. C　8. D　9. D　10. D

二、多项选择题

1. CD　2. ABC　3. ACD　4. ABE　5. ABDE

**第十章**

一、单项选择题

1. D　2. A　3. B　4. D　5. C　6. D　7. B　8. D　9. B　10. D

11. C　12. B　13. A　14. D　15. D

二、多项选择题

1. BC　2. ABDE　3. ABD　4. AB　5. BE

**第十一章**

一、单项选择题

1. B　2. C　3. A　4. A　5. D　6. A　7. D　8. B　9. D　10. C

11. D　12. D　13. B　14. B　15. A

二、多项选择题

1. BE　2. AB　3. AB　4. ABDE　5. ABE

**第十二章**

一、单项选择题

1. D　2. B　3. D　4. B　5. C　6. B　7. A　8. B　9. C　10. C　11. C　12. B

二、多项选择题

1. ABE　2. BDE　3. ABCDE　4. CD　5. ABCDE

# 参考文献

［1］ 杨红，郭素华. 中药化学实用技术［M］. 第 3 版. 北京：人民卫生出版社，2018.

［2］ 郭力，康文艺. 中药化学［M］. 第 2 版. 北京：中国医药科技出版社，2018.

［3］ 匡海学. 中药化学［M］. 第 2 版. 北京：中国中医药出版社，2011.

［4］ 国家药典委员会. 中华人民共和国药典［M］. 2020 年版一部. 北京：中国医药科技出版社，2020.

［5］ 张雷红，杨红. 天然药物化学［M］. 第 3 版. 北京：中国医药科技出版社，2017.

［6］ 陆涛. 有机化学［M］. 第 7 版. 北京：人民卫生出版社，2014.